発達障害をもっと知る本

――「生きにくさ」から「その人らしさ」に

宮尾益知 著

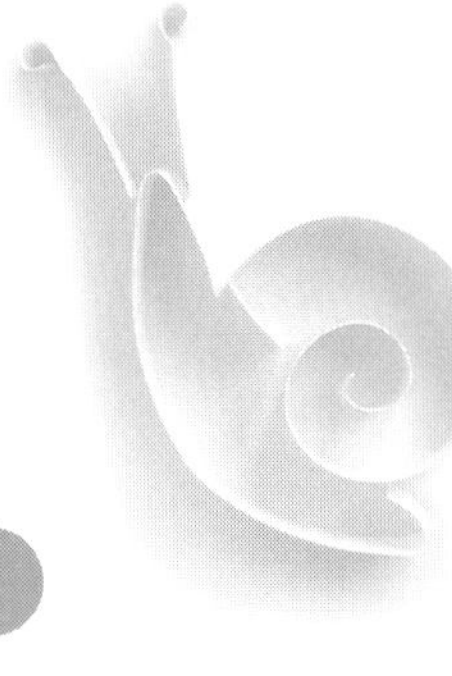

教育出版

はじめに

「発達障害」は新しい診断名（言葉）のようですが、さまざまな考え方、言い方、診断のもと、同じような様相を呈する子どもたちは昔から存在していました。

子どものときに今でいう発達障害だった人たちも、たくさん社会の中で生きています。もしかしたら、政治、行政、産業、学問、芸術などのさまざまな分野で大きな仕事をしている人の中にも、そのような人たちはいるかもしれません。発達障害（軽度発達障害）の子どもたちは六・三％もいるといわれています。それらの人たちはどのようにして自分を知り、自立して社会に参加していくようになっていったのでしょうか。自身の努力はもちろんですが、家庭や社会の果たす役割はたいへん大きいこと、そして周囲の人がこうしたことを早く知ることで、その後の本人の社会適応レベルに大きな影響を与えていることを、たくさんの外来の患者さんとのかかわりを通じて感じています。

そこで、行動や学習に問題をもつさまざまな子どもたちが社会の中で幸せに生きていけるために、家族も社会もどうすればよいのかという観点から、この本を書いてみました。

発達障害全体にいえること（Ⅰ、Ⅱ章）、各発達障害により特異的なこと（Ⅲ章）に加えて、発達障害がありながら、その偏りを才能として生かして人類のためにすばらしい仕事をしてきた人たちについて、ものの見え方や作品から考えた発達障害について（Ⅳ章）も書いてみました。なお、Ⅳ章につきましては、色彩と空間認知にかかわる室内設計の仕事をされている岡南さんと、共同執筆いたしました。

この本が、発達障害を有する方々の生涯にわたるさまざまな困難について、何らかのお役に立つことができれば幸いです。

宮尾益知

二〇〇七年八月

目次

Ⅱ　心の発達

Ⅲ　発達障害各論

Ⅳ　発達障害と才能

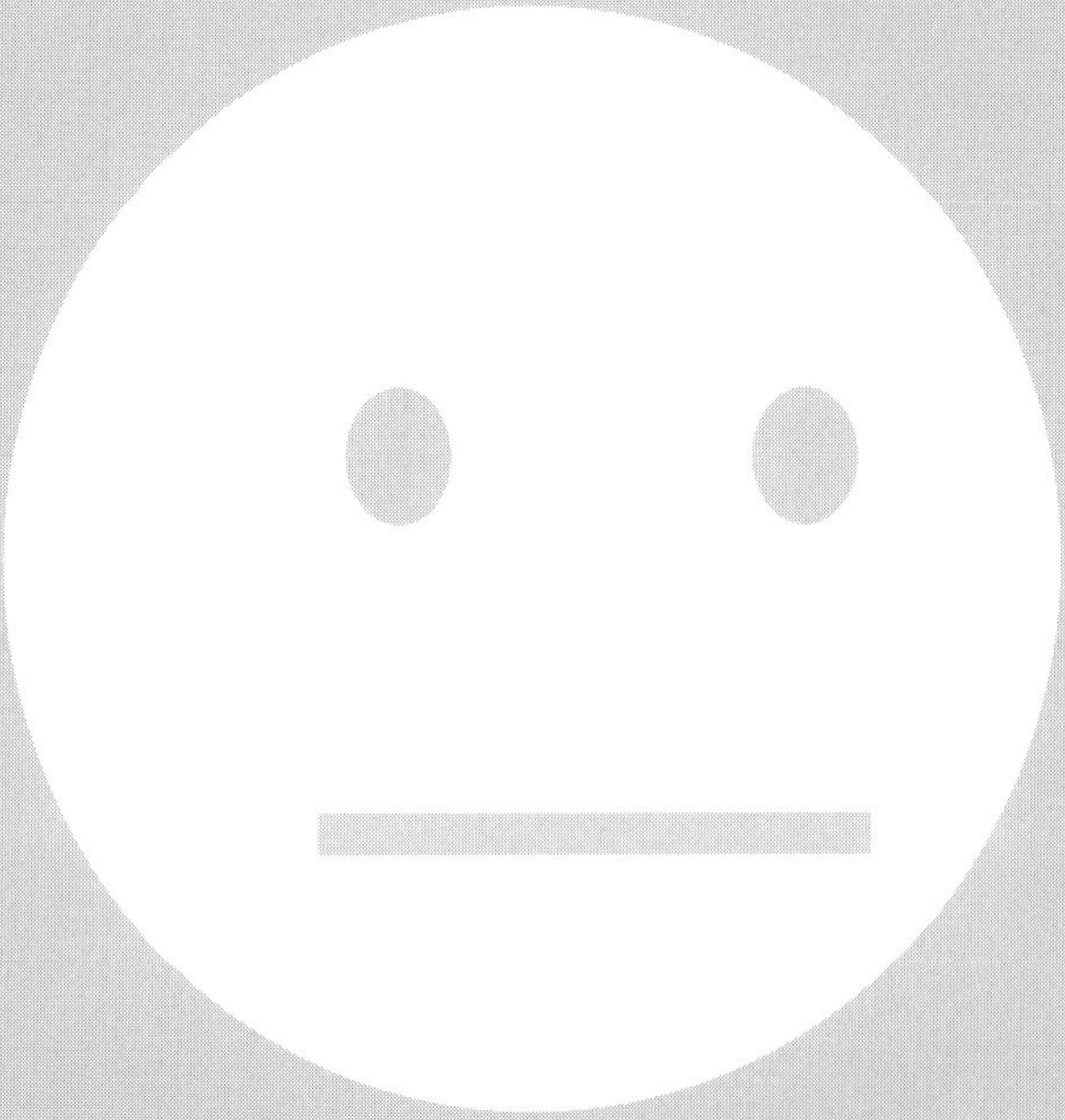

I　発達障害を知るために

1 発達障害とは？

最近、「発達障害」とか「軽度発達障害」という言葉をよく聞かれることがあると思います。

二〇〇六年には「発達障害者支援法案」が国会を通過しましたが、この法案には、「発達障害を早期に発見し、発達支援を行う国と地方公共団体の責務を明らかにするとともに、発達障害者に対する学校教育、就労、家族への支援を図る」ことを定めており、発達障害とは「自閉症、アスペルガー症候群その他の広汎性発達障害、学習障害、注意欠陥多動性障害、その他これに類する脳機能の障害であってその症状が通常低年齢において発現するものとして政令で定めるものをいう」と書かれています。

医学的には、「精神遅滞（知的障害）」を除けば、「学習障害（ＬＤ）」「注意欠陥多動性障害（ＡＤＨＤ）」「広汎性発達障害（ＰＤＤ）」が主な疾患ということになると思われますが、「広汎性発達障害」「自閉症」「アスペルガー症候群」は、概念的に変遷してきていますのでわかりにくいと思います。

アスペルガー症候群というのは、もっとも高機能の広汎性発達障害で、他の広汎性発達障害と異なり、早期の言語発達に遅れはなく、社会性に乏しく、人よりものへの執着、不自然な言語表現を特徴とし、微妙な皮肉とか冗談を理解しませんが、数などへの狭い興味があり、知的には高く、しかし相互的な対人関係がとれません。「高機能」という言葉は、知的障害がないということであり、ＩＱ：七〇以上の場合をいうことが正しいのですが、知的に正常ということでとれば、境界知能（ＩＱ：七〇～八〇）を除いたＩＱ：八〇以上ということになります。診断基準上この用語はありませんので、基準もないということになります。

発達障害は、ＤＳＭ‐Ⅲ（米国精神医学会の診断基準）により提唱された一九八〇年代からの概念であり、アメリカでジョン・Ｆ・ケネディ大統領の時代につくられた概念である「発達障害」から派生しています。現在用いられているＤＳＭ‐Ⅳからは「発達障害」という疾患概念は用いられなくなり、より細分化されています。なお、我が国においては、通常の学級における、知的に明らかな遅れがないにもかかわらず学習と行動に問題があると考えられている子どもたちという観点から「軽度発達障害」とほぼ同義に用いられるようになっています。

発達障害の主な診断名としては、以下のようなものがあげられます。

広汎性発達障害　Pervasive Developmental Disorders；PDD

高機能広汎性発達障害　High-functioning Pervasive Developmental Disorders ; HF-PDD
アスペルガー症候群　Asperger syndrome
自閉症　Autism
注意欠陥多動性障害　Attention Deficit / Hyperactivity Disorder ; ADHD
学習障害　Learning Disabilities ; LD

この本では、このような疾患はどのような状態なのか、具体的にどのように対応すればよいのかを考えていくことにします。

2 発達障害は子どもだけの問題？

発達障害は、本人の子ども時代だけの問題ではありません。家族全員の問題であるとともに、発達障害をもつ子どもたちが社会の立派な一員となり、次の世代にバトンタッチして、生涯を終える。すなわち「障害の生涯にわたるサポート」が社会全体に与えられた役目といえます。

そのため、今までは理解されてこなかった同じ障害（疾患）をもつ大人が、どのように苦労をして社会に出て、社会でどのように生きていっているのかを私たちが知っておく必要があります。しかし、そのような大人の人たちについては、いまだ十分わかっていません。もしかしたら自分も、すぐそばにいる家族や友人・知人も、社会のさまざまな人たちも、そうであるかもしれません。そんなことを考えることができる目を養うことも大切にしたいと思います。

子どもが生まれ、家族とともに生き、独立し自分のライフスタイルをつくり上げていく。そのためには、さまざまな出会いとサポートが必要になります。そのような観点から、私たちが利用できる地域資源についても考えていこうと思います。年齢により、保育園・幼稚園・学校（教育機関）などに加えて、保健センター、保健所、療育施設、病院、児童相談所、警察などの役割の違いを上手に利用していくことも学んでいきましょう。

3　発達障害は「個性」？

受診される方からの疑問としてよく聞かれることとして、「個性ですか、障害ですか」というものがあります。

「個性」というのであれば、専門家の特別なサポートを必要としなくても社会生活を営めることであり、特別な配慮を要求することはできません。

「障害」というのは、何らかの専門家あるいは行政からのサポートがないと社会生活を十分に営めないことであり、そのため各個人のもつ社会における生きにくさの状況に合わせて医療機関では診断名をつけ、その子どもに合わせた対応を、世界共通のレベルでつくり上げていく、これが診断名が必要な理由です。

対応については、子どもの発達の分岐点（マイルストーン）を考慮し、これから生じてくる子どもの問題を予測し、各々の具体的対応策を立てることが求められます。まず私たちが行うことは、子どもの味方となり、子どもの心の解説者となることです。子どものもつ感覚や認知の特異性を理解し、関係する人たち（家族や学校の先生）に、子どもがどのように感じ考えて行動したのかを解説し、とるべき具体的な対応を説明しながら、家庭、学校、地域社会、職場などの社会における暮らしにくさをどれだけ改善することができるかを一緒に考えていくことが大切です。最終的には独立して生きていくことのできる大人になるような戦略、処方を立てる――このことが医療現場からの発達障害をもつ人たちのための治療といえます。

そのためには、子どもの属している教育機関（学校・教師）・社会のネットワークがどのようになっているか、親が子どものもつ問題点を的確に把握し子どもとの絆がきちんとできているか、家族機能は健常に機能しているかなどによって、診断や行動の観点からは同様の状態であっても、子どもに対する治療は異なってきます。

4 まず小児科へ？ それとも精神科？

まず、いつも子どもを診てもらっている家庭医である小児科に行きましょう。そこから、精神科医などの専門家に紹介してもらうことになります。

発達障害をもつ子どもの場合には、一次障害に加えて、小学生の高学年ごろ（一〇歳前後）から二次障害（うつ状態、反抗挑戦性障害など）を併発してくることがよくあります。二次障害を併発する前の対応と、二次障害を併発してより複雑・重度な様相を呈してきている場合とでは、治療方針が異なってきます。二次障害が明らかにある場合には、子どもの心を一度やわらげてあげること、自己有能感をもたせ、生きる気持ちや社会の中でやっていく気持ちを少しずつ育ててあげながら、家族機能の建て直しを図っていくということからはじめなければなりません。小児科医の役割は、二次障害が生じる前に適切な対応を行って子どもを立派な社会人にしていくことを考えることだといえるでしょう。しかし、二次障害を併発したり、行動の問題が顕著になってしまった場合には、社会的な不適応行動や精神疾患や成人についての経験が豊富である精神科医との協力が必要です。

小児科医のもとを離れる時期、すなわち精神科医の診察を依頼する時期の見極めも大切です。ある精神科医が私の講演の後で次のように感想を述べました。

「発達障害という概念が整理でき、頭の中のもやもやが晴れました。よく思うことですが、いろいろ話を聞いていて、私たち精神科医のところには来てほしくないと思うことがあるのです。その方は、子ども時代にあるすごく大切な時期、ターニングポイントがあったはずだと思います。私はそのときにアドバイスをしてあげたかった。そうすればこの人はここに来なくてもよかったのではないか。本当のところ、本人も気がついているのです。おそらく周囲も気がついていたかもしれない。でも過去に戻ることはもうできない、そこが本人もそして私もわかっているから、とてもつらいのです」

この言葉のもつ意味については、おいおいこの本の中でもふれていくこととします。

5 発達障害に付随して起こるさまざまな問題

発達障害をもつ子どもたちは、さまざまな脆弱性を有しています。育っていく過程において、家庭では「育てにくい子ども」であり、母子関係や愛着形成の問題、虐待、家庭内暴力など家族機能の問題が起こりやすいのです。

子どもは六か月ごろになると、自分の身体の存在に視覚的に気づくようになり（自我のはじまり）、自分の身体を鏡で見て動かしながら確認するようになります。次に、同じ空間に存在する、自分と同じ存在としての母親を認識するようになり、母親の方へ振り向いて確認する確認動作（非言語的行動）を行うようになります。母親は探索行動の基地、依存の対象、体験を共有する存在となります。しかし、発達障害をもつためにこのことを理解できる時期が遅い場合、たった一人の孤独な自分だけで生きているという精神的に不安定な状態が長く続きます。そのため、精神的に不安定で過敏な子どもとしてとらえられがちです。

幼稚園・保育園や学校では、学習効果が上がらない、忘れものが多い、片付けられない、友達ができにくい、自尊心の低下などがあり、いじめ、不登校、不適応の状態になる危険性が高くなります。

社会においては、仕事にムラがあり、時間・約束が守れない、こだわりがある、対人関係がうまくいかないなどから、引きこもりやニートになってしまったり、触法行為を行うなどさまざまな問題を生じることも多く、ときには、アルコール依存、薬物依存、反抗挑戦性障害、行為障害、気分障害、不安障害、人格障害などを含めて、脆弱性からの精神疾患発症の危険性を考慮しなければならないこともありえます。

6 早期発見と具体的な早期対応

発達障害は、早期発見が大切だといわれます。早期に発見をすればそれでよいのではありません。早期発見には必ず具体的な早期対応が必要となります。

早期発見をした医師は、その子どもにとって個々に適切なアドバイスをしなければなりません。そのアドバイスは、通りいっぺんの一般的なものではなく、必要であれば生活の仕方など事細かな部分にもおよばなければならないでしょう。

これまで発達障害のお子さんをもつ親御さんに対して、医療現場ではあまりきちんとした対応をしてこなかったと思います。たとえば「あなたのお子さんは、○○の障害があるかもしれない。しかし大したことはないので普通に育てていってください。しばらく様子をみましょう」と医師が言ったとします。しかし「様子をみましょう」と言われても、親はその子にどのように接すればよいのか、混乱してしまいます。「普通に育ててください」と言われても、「普通に育てる」っていったい何なのだということになります。発達障害のあるなしにかかわらず、はじめてのお子さんの場合、お母さんはどう育てることが普通なのかが理解できないものです。

やはり、わかりやすくていねいに説明をしなくてはなりません。現在の発達過程の中で具体的に「まず、次の診察までに○○してください」と言わなければなりません。しかしながら、なかには理解しづらい方もいらっしゃいます。そのような場合には、地域の保健機関などと協力して、具体的な目標を一つか二つ決めて、根気よく、繰り返し説明することが大切です。

7 発達障害の症状が学校生活で問題になるとき

集団生活がはじまるまでは、発達障害は家庭内では明らかな問題として気づかれないこともあります。しかし、集団生活がはじまり、社会性が要求される幼稚園や小学校に入ると、暴言や暴力行為が目立つ、学業不振が著しい、唐突な言動や狭い関心へのこだわりが目立ち、教室で孤立している、反抗的な態度で授業などを妨害する、努力を放棄したような白けた姿勢が教室で目立つ、他者の言動に敏感で反応しやすい、などが症状としてあらわれます。

こうしたことはある程度どの子にもみられることですし、それほど特別なことではありません。以前からこのような子どもはたくさんいましたし、年齢が上がるにつれて改善してしまい、今では我が国において指導的な立場になっている人もたくさんいます。では対処の仕方としてどこが以前と違う点でしょうか。現在のマニュアル的な、科学的な説明を求める社会の仕組みでは、子どもの行動パターンと認知特性（考え方の偏り）を明らかにしながら、対応を考えながら接していかなければならない、この点が、以前の経験的な教育法と異なっています。

医学からみた発達障害と教育現場における具体的教育的対応との間には、まだまだ開きがあります。教育的対応も各発達障害の認知特性を加味して行われるようにだんだんなってきています。そうなると、医学の担う役割はもっともっと少なくなります。教育現場においては、どのような教育的な対応を選ぶかの方略がまだ十分できていません。しかし、教育現場の実際を知らない医学の分野で決めてしまうことも僭越であると思います。医学の担う役割は、家族の思い、教育現場の変化に伴って柔軟に対応していきたいと考えています。

8 発達障害は男児に多い？

発達障害において、性差があることはよく知られています。

このことについて、最近では男性と女性は体だけでなく脳の仕組みも違っていることがわかってきました。その中でわかってきたことは、社会の中で生きていく能力（コミュニケーション、言語、感情、他人の立場で考えることなど）の点では女性のほうがずっとすぐれていること、男性が得意とする点は社会の中で生きていく上ではあまり重要でない点が多いことがいわれています。バロン＝コーエンは、この「男性脳」と「女性脳」という概念を用いて、発達障害における性差を説明しています。言語、社会性にすぐれていて全体を見通すことにすぐれている女性脳、立体知覚、論理的思考にすぐれているが細部にこだわる男性脳、という観点から考えていくと、発達障害の症状からは、男性で症状が目立ち、女性は症状が軽度になる要因をもっていることが想定できます。

発達障害は、認知の偏りにより起こります。認知の機能としては、ものを見たり聞いたり理解したりするとき、見て理解するのが得意か聞いて理解するのが得意か（映像的認知と言語的認知）、すなわち「視覚認知と聴覚認知の優位性」、「短期記憶」と「長期記憶」、目の前のことに過去の経験を重ねてもっともよい方法を選択するために必要な記憶手段としての「ワーキングメモリー」、ものごとを行う上で頭の中で目標を決め、どのように行うかを計画していく「遂行機能（プランニング）」、ものごとを継続的に細かく処理していく「継時処理」と全体を大づかみにつかんですばやく処理する「同時処理」などがあります。これらの認知機能の偏りが発達障害なのです。この偏りは、標準から離れているがユニークで、ある面ではすばらしい才能ともいえるでしょう。そのように考えたいものです。

コラム：よみがえるフロイト

　こんな記事がありました。何でもわかると考えられてきた脳科学から、脳科学を超えた存在である「心」を見直そうという考え方が起こってきています。二〇世紀の前半、精神疾患や神経症の治療はジグムント・フロイトの心理学理論に負うところが大きく、人間を動かしている動機の大半は無意識的欲求だが、通常は抑圧という心の仕組みが働き、無秩序な行動や暴力的衝動を抑えている、この抑圧がうまく機能しなくなると心の病気が生じるという考え方でした。しかし、脳の理解が進み、薬物による治療が発達すると、フロイトの考え方は重視されなくなりました。個々の患者の観察をもとに理論的推論を試みるやり方が、科学的とはとらえにくくなっていましたが、最近、時代遅れとなったはずのフロイトの心理学理論が、脳の研究者の間で再び注目されはじめています。最新の神経科学の知見には、フロイトが描いた心のモデルと重なる部分が多く、ノーベル賞学者E・カンデルやV・S・ラマチャンドランらがめざす「精神医学の新しい知的枠組み」は、二一世紀の神経科学と伝統ある精神分析学を融合させ、新たな「心のモデル」を打ち出すことができるのではないだろうか。このような考え方も、心の時代である二一世紀のトピックです。

（参考：『月刊日経サイエンス』二〇〇四年八月号）

Ⅱ 心の発達

1 認知機能（心？）の発達からみた発達障害

ここでは、「発達」という観点から、子どもの心について考えてみることにします。「発達」とは、変わっていくこと、発展していくことです。私たちがこれまで学んできた「発達」というものは、「首がすわる」とか「歩く」「しゃべる」などの大雑把なもので、言葉の発達についてはほとんど記載がありませんでした。有意語、すなわち一歳ぐらいで話しはじめ、その前のところは喃語ぐらいしか評価項目がなく、ほとんど白紙状態でした。しかし、子どもは急に話しはじめるわけではありません。言葉として評価できない部分の発達（非言語性発達）があってこそ、言葉の発達として目に見える（耳に聞こえる？）形であらわれてくるのです。

そして、非言語性の機能の発達と、言語的な機能の発達が、ともにバランスよく育っていったところに、「心の理論」（二八ページ参照）の存在があります。健常な子どもたちは、就学のころまでに、相手の立場を理解し、社会性を育て、学習するための能力をもつようになっていきます。言い換えると、心理、行動、および情緒の発達目標は、基本的に子どもがもつであろう、あるいはもつべき社会の中で生きていく能力や、学習する能力、人と一緒に暮らしていく能力、自分を抑える能力などのことをいいます。これらの一部分に落ちこみや偏りがある子どもたちが「発達障害」というわけです。

したがって、発達障害を理解するためには、どの部分に落ちこみや偏りがあるのか、理解しなければなりません。その子の状態が健常な子どもの何歳、あるいは何年生のレベルでの停滞あるいは歪みなのかを知り、その要因についてスポットを当てる、同時にその子どもに合った短期的・長期的習得目標を示して指導する、このような能力が発達障害を診療する医師に求められることだと思います。

2 視線ベクトル――「見られること→見ること」と「見ること→見られること」

自分（身体イメージ）を感じるということは、まず相手を見て自分と同じ存在であることを理解するかのように考えられます。「見る」という行為を意識的に行うためには、「見られている」こと、すなわち相手の視線を感じることからはじまらなければなりません。この時期は、まだ感覚として相手を感じる時期（中脳・視床レベル）です。その後、「見る」行為を意識的に行い、形の次元から、統合された存在としての相手を感じるようになります（大脳皮質レベル）。そして、自分にとって役に立つ存在であり自分と同類であることを理解する、このような発達過程からお互いの関係（「愛着」とよばれる母子関係）がはじまります。広汎性発達障害では「見る」ことからはじまり、「見られる」ことに気づくという、健常発達と逆の経過をたどります。自閉症の特徴的な症状といわれている「目が合わない」こと、「顔を見ない」ことも、このことが関係しているのかもしれません。

3 同調行動、愛着形成から基本的信頼感へ

乳児の睡眠・覚醒サイクルはきわめて不安定で、生後三か月までは安定しません。このサイクルはランダムな三〇〜五〇分間隔で、成長するにつれて徐々に間隔が長くなり、四か月までにはほとんどの乳児は中断のない一・五時間周期の睡眠になり、まとめて眠るようになってきます。このように生体リズム・揺らぎが母親と同調していくことで、母と子の絆がつくられていくとも

考えることができます。

このころ、子どもは母親を見るとほほえむようになり、喃語（「バー」「ダー」「バババ……」など）をしゃべるようになってきます。すなわち、社会性のはじまりでもあります。このことはまた、親が子どもをかわいいと思う気持ち、すなわち愛着の形成とも深くかかわっています。

生まれたての子どもにとって、最初に出会い、その後も長く深い関係を続かせる「母親」は、もっとも重要な人です。しかし、母子関係とは、とても風変わりな人間関係といってよいかもしれません。これだけ濃密な関係が二人の人間の間に結ばれることは、恋愛のもっとも燃え上がったときを除いてありません。

新生児期には、母乳を飲むとき、赤ちゃんは母親の顔を見ています。赤ちゃんが休むと、お母さんは顔を、チョンチョンとつついたりします。するとまたゴクゴクと飲みます。そのとき、お母さんの目をまた見てきます。これはオランウータンと人間だけがする行動で、チンパンジーは休まずにいっきに飲んでしまうそうです。他の動物では、親の側からの働きかけを「待つ」ということはないようです。これが、人間のはじめに認められる「同調行動」といわれています。

目と目を合わせる、母親が指さす方向を見たり、母親が見ている方向を一緒に見る、また視線の範囲内でものを動かすと手を動かしたり体を揺さぶったりするなどということ、このようなお互いの反応を「やりとり行動」といいます。これらのことがいわゆる「愛着行動」と密接に結びついています。母親は子どもを見つめながら、いろいろな思いや期待を託し、どの子よりもかわいいと思い、その子の発声や行動の中からさまざまな意味をくみとり、言葉として投げ返します。このような思いを子どもがくみとり、自分の体を感じながら、自分のイメージをつくり上げていきます。何があっても守ってくれる、こういう思いをお互いにもつことから母子関係ははじまります。このような気持ちが育ちにくい、発達障害をもつ子どもと母親との関係が波乱を含んだものになりやすいのは、想像にかたくありません。

4 ミラーニューロン

私たちは、他者と共感し一体化した存在から、相手を同類であるが自分と異なった存在であることを理解するようになっていきます。そのためには自分（自己のボディイメージ）を確かめるために、鏡を使って自分を確認します。その後、他者の存在と動作を認知するようになります。

他人の動作を見ているときに鏡（ミラー）のように同じような反応をする神経細胞で、意味のある複雑な動作を観察（模倣）しているときに主に活性化する「ミラーニューロン」が、最近注目されています。コミュニケーションの送信者と受信者の間をつなぐ機能があり、相手の動作の意味を理解し、理解にもとづいて実行すべき適切な反応を形成します。表情によるコミュニケーションの解釈や表出や言語的ジェスチャー（たとえば手話など）の理解と表現に関与し、動作を認識するメカニズムは、言語発達の一端を担うことになります。他者の意図を感知するという意味で、無意識的・自動的に他者に共感する神経細胞であるともいえます。まずこの模倣段階において、広汎性発達障害では問題が認められ、健常者と異なった認知をするといわれています。

5　コミュニケーションのはじまり

生後一〇か月ごろになると、母親がそばにいなくても、何かあればすぐそばに来て守ってくれるという思いができあがるとともに、まわりを意識しはじめ、自分の要求を伝える指さし、ものまね動作、言葉（動くものは「ブーブー」、食べてよいものは「マンマ」、世話をしてくれる人は「ママ」という、概念とある音が結びついた段階）があらわれるようになります。また、「おいで」「ちょうだい」「ねんね」の意味がわかるようになってきます。

興味の指さし……興味のあるものがあらわれると、まわりにだれもいなくても対象を指さします。「あっ！　飛行機」のように。自閉症の子どもはこの指さしがうまくできないことがあります。

要求の指さし……自分が相手に何かしてほしいときや、相手の興味をあるものに向けるために、指さしを行います。そのときには、言葉も一緒に出なければなりません。「そこのおもちゃ、とって！」のように。自閉症では、興味の指さしからはじまることと要求の指さしで言葉が一緒に出ることが少ないことが特徴です。

三項関係……二人が同じものを見ながら、思いを共有する。親子で花火を見ながら一緒にきれいだなと思ったり、映画を一緒に見ていて同じ思いを描くなども同様です。このようにかかわってあげることが、テレビやビデオを子どもに見せるときにはもっとも重要です。ただ単にテレビの見せすぎがいけないのではありません。一緒に見て、同じ世界をつくるよう心がけましょう。

6 再接近

一歳半ごろになると、愛着の確認行動が起こってきます。すなわち、一度離れることができた子どもが、再びくっつくようになり、甘えるようになってきます。

このときに、母親が、ちょっと甘えを許してあげればよいのですが、その余裕がもてないことがあります。子どもが多動であったり、攻撃性が強かったり、夫が子育てに協力や理解をしてくれなかったり、次の子どもが生まれたときなどです。

まして、子どもに発達障害があったり、父親に同様の状態があったりしたら、母親がうつ状態になってしまい、疲れて余裕のなくなった場合には虐待に発展することもあります。子どもの発達障害だけでなく、このような家庭内暴力が隠れていることも多いので、考慮した上での注意深い聞き取りが大切です。

ただ、家族機能の問題を明らかにしていく場合には、家族機能の再構築を行い、親と子どもすべての問題を解決するという覚悟も医療側には必要です。またそのために、大人と子どもを扱える複数のスタッフが必要になります。でもそのような余裕のある医療機関はほとんどありません。そのために、地域ネットワークが必要になってきます。

7 自立から自律（自己抑制）へ

三歳ごろになると、自分の足でどこへでも出かけていくことができ、言葉で自分の意思を伝えることができるようになります。ある程度の会話もできるようになります。すなわち自立です。四歳になると、自我を抑えることができ、集団の中で自分がどのようにふるまえばよいのか、ある程度わかるようになります。

ＡＤＨＤのお子さんは、四歳レベルの「社会性」とか「自分を抑える」ということができません。三歳レベルでは自分勝手であることは当たり前のことなので、三歳のお子さんに対してＡＤＨＤか否かを判断するのは少し難しいのではないかと思います。ですから、診断をつけて治療を開始するのも四歳以降（通常は五歳以降）になります。

診療ノートから

三歳男児。やせ形で、頭が相対的に大きく、発語は二歳ごろと遅れていました。周囲に対する関心はあるようですが、人に対する関心は少ない印象。気に入らないことがあると、急に頭を床にぶつけることを主訴に受診。

乳児期から眠りにつくことがなかなか困難で、寝つくまで車に乗せて一晩中走りまわったこともあったとのこと。一年前に弟が生まれましたが、弟は、言葉も一歳の誕生日ごろには「マンマ」「パパ」「ママ」などとしゃべるようになったそうです。兄と異なり、過敏さや睡眠障害はなく、いつもニコニコと人なつっこい子どもであったので、自然と母も弟のほうがかわいいと思うようになりました。このころから、頭を床にぶつけるなど子どもの自傷行動が悪化してきました。

母からは、「私はこの子どもを見ていると、イライラしてきます。いっそこの子がいなければよいのにと思うこともあります。この子どもを見ていると自分は、うつになりそうです。私自身も病院にかかりたい」との言葉が診察中に聞かれました。これは、母親からの「ＳＯＳ」です。具体的に援助的な対応をすべきです。「信じられない」「ひどい母親だ」などと思ってはいけません。自分の本当の気持ちを言ってくれたからこそ、こちらとしても動くことができるのです。

さっそく、具体的な対応をはじめることとしました。母の気持ちに共感してあげること。抗不安薬なども必要です。子どもに対してはさまざまなサポートを、リハビリ、心理、地域などで行うこととしました。多動やイライラによる自傷がひどいときなど、必要なときには子どもに対しても薬物療法を行います。

このように、子どもを地域のネットワークで見ていくという態勢をつくり、みんなで協力して子どもに対応していくと、子どもも母親も、一年ぐらいで落ち着いてきます。

8 心の理論（相手の立場になって考える）

就学前のころの重要な心理的概念として、「心の理論」があります。「相手の立場になる」ということです。「その人の目となってものを見る」ということともいえます。非言語性機能と言語性機能の発達がバランスよく行われたときに成立すると考えられています。心の理論をみる上で、「サリーとアンの課題」と、「スマーティーの課題」が代表的です。

「サリーとアンの課題」（「心の理論」第一段階）

サリーとアンの二人がいます。サリーは自分のバスケットの中にボールを入れました。そしてどこかへ遊びに出かけました。そこへアンがやってきて、そのボールを自分のバスケットの中に入れてしまいます。その後、サリーが帰ってきたとき、どちらのバスケットを見るでしょうか?

……という課題です。

もちろん、正しい答えは「自分のバスケット」です。しかし、この答えはサリーの立場に立って考えないとわからないことです。

この課題は、早い子では三歳ぐらい、通常四～五歳、遅くとも六歳までには理解できるようになります。逆にいうと、こういうことがきちんとわかっていないお子さんに、「あなたはそういうことをすると、あの子はどんなにつらい思いをしているか、わかっているの!?」といくら言っても、相手の立場に立って考える視点のない子にわかるわけがありません。

「スマーティーの課題」（「心の理論」第二段階）

「スマーティー」は、ネスレから発売されているチョコレートです。アメリカの子どもたちは、この箱を見ると、中にチョコレートが入っているとすぐわかります。この課題では、このスマーティーの箱の中にチョコレートではなく赤鉛筆が入れてあります。この箱を渡すと子どもは喜んで、チョコレートをもらったと思い、箱をあけてみると、チョコレートが入っていないのでびっくりしてしまいます。次に、この箱を、この場所にいない人、たとえば「お父さんに渡してごらん、お父さんは中に何が入っていると言うと思うかな?」と聞きます。もちろん外側からだけ見るとチョコレートのパッケージですから、「チョコレートが入っている」というのが正しい答えです。このような課題ができないことは、同じ場所にいない相手の立場になって考え、相手の心を読むことができないということになります。

健常のお子さんは「サリーとアンの課題」は四歳ごろで通過し、その一年後ぐらいで「スマーティーの課題」を通過するといわれています。これらの課題は聴覚的・視覚的な記憶がかなり必要になります。ただ、「スマーティーの課題」は二画面しかありませんから、アスペルガー症候群で、視覚記憶がすごくよいお子さんは、「サリーとアンの課題」ができなくとも、こちらはできてしまう場合があります。視覚的な記憶が優位で聴覚的な記憶が悪いと、こういう理屈に合わないことも起こってきます。

アスペルガー症候群のお子さんは「サリーとアンの課題」を六歳から八歳、高機能自閉症のお子さんはだいたい一〇歳ぐらいで通過するといわれていますが、知的レベルは年齢相応であるので、高機能広汎性発達障害の人は、「心の理論」の発達の問題が本態であるということもいわれています。

広汎性発達障害の子どもと会ったとき、子どもの前に手を出してみましょう。無視されてしまえば、相手を自分と同様の存在と考えていないこと。同じ側の手を出せば、ミラーニューロンは働いていています。握手をしてきて、反対側の手を出しても同じ側の手で握手をしようとするようなら、「心の理論」第一段階は通過していると考えてよいでしょう。

診療ノートから

相手の立場になることは、とても難しいことです。「相手が迷惑する」「いやがる」などの言葉は、心の理論が通過していない子どもには通用しません。

まず、芝居のように考えて自分から相手の役になることからはじめましょう。そして、もう一度説明しなおしてみましょう。きっと、理解しやすくなります。アスペルガー症候群あるいは高機能自閉症の場合には、このように具体的に相手の立場に立ってみるということが、理解のための有効な方法です。

9 社会生活技能と学習レディネス

子どもたちにとって、就学するということと、学校という社会で生活し、学習していくことができる能力があることとは、まったく別のこととしてとらえる必要があります。ここでは、就学をめぐる問題について考えてみましょう。

①　社会生活技能

社会生活上のルールを守るためには、言われたことの意味を理解する能力と、言葉あるいは文章として記憶しておく能力が必要です。ルールはいつも同じではありません。周囲の状況や相手に応じて変わっていきます。したがって、周囲の状況に応じて、自分を変えることも必要になります。このことが状況判断の能力であり、主に過去の経験を視覚的イメージとして記憶し、現在の状況と比べて理解していくことと関係しています。「場を読む」ということは、これほどたいへんなことなのです。

診療ノートから

三四歳の女性。人間関係がうまくとれないということで受診。音楽大学を出ましたが、音楽の理論はわかっていても感覚的に演奏することができないために、音楽家になることはあきらめ、今は事務職に就いています。職場にも、仲のよい友達はいません。彼女が困っているのは、職場で昼食を食べながらみんなと何の話をするか、仕事をどのように分け合うかなどの、「言わなくても雰囲気で当然みんながわかると思っていること」に理解がおよばないことから「自己チュー（自己中心的）」といわれがちなことです。注意欠陥多動性障害（ＡＤＨＤ）と広汎性発達障害（広い意味での自閉症）の人は、このような問題のあることが多く、成人するまで気づかれず、人とうまくつき合えない、職場で浮いてしまう、仕事が続かないなどの問題から悩み、引きこもりやニートになってしまうことが多いことは、案外知られていません。

②　学習レディネス

ある特定の事柄を学習するには、学習する者が一定の発達を遂げていることが必要ですが、そのような学習成立のための準備状態のことを「学習レディネス」といいます。就学すると算数や国語を勉強していくということになりますが、それらを学習するための能力のことです。

習っている内容について注意を集中し、どこが大切か選択することができる、言われている内容が理解でき、書かれている内容が読め、書き写すことができる、頭の中だけで考える抽象的な思考がある程度はできる、などがあります。このような学習をするための基礎的な能力の一部に問題があれば、知的にはすぐれているのにある教科の成績が極端に悪いということになります。このような状態のことを「学習障害」といいます。

診療ノートから

就学についての相談もよくあります。特別支援学校、情緒障害などの特別支援学級、言葉の教室を含めた通級、通常の学級などの選択にあたってのアドバイスです。特に、知的に境界（ＩＱ：七〇～八〇ぐらい）

にあるような子どもの場合です。いろいろな考え方がありますが、もっとも大事なことは子どもに居場所があること、学校生活が楽しいことなどです。親がよくわからないのに子どもが決めることなどとても無理です。せっぱ詰まって考えないこと、小学校二年から三年になるときにうまくいかなければそこで考えなおすこと、見栄ではなく子どものためにという視点で考えること、などをアドバイスしています。

10 「九歳の壁」と自己イメージの確立

小学校三～四年生の時期は、就学当初の混乱から、ようやく学校生活にも慣れ、家庭でも両親も初期の緊張から抜けだしてくる時期です。親と子どもとの間に安心感が生まれ、子どもから手が離れ、さまざまな意味で安定した時期であり、心身が十分発達し、生理的変動や情緒的不安定から解放されてくる時期でもあります。

ところがこの時期は、発達の過程では、思春期から成人にいたる時期に起こってくるさまざまな症状の潜伏期あるいは前兆期でもあります。この時期は、暗示にかかりやすい時期でもあり、チックや抜毛などの症状が、さまざまなストレスに関連して起こってきます。

発達課題の観点から考えてみると、この時期は自分の将来像、すなわち具体的な「自画像」をつくり上げる時期でもあります。よい自画像を描くためにはどのようなことが大切でしょうか。「成功体験」をたくさんもち、できるだけ「失敗体験」を少なくすることが、よい自画像をつくるために必要です。自画像とは、どんな大人になりたいのか、あるいはなれると思うのか、という自分自身の将来イメージです。そのためには、具体的なモデルとなる大人が必要になります。具体的な大人といっても、現代では身近にこんな人になりたいと思うような大人がいないと答える子どもがほとんどです。身近な自分の将来像としての大人といえば、両親、学校の先生、テレビドラマの主人公やタレントなどが考えられます。

そう考えると、女の子であれば、自分の未来像である母親に拒否されたり、父親が母親のことを悪く言ったりすれば、「自画像」はどのように描かれるのでしょうか。男の子であれば、母親からいつも悪く言われている父親であったら、どのような男性像を将来の自分としてもてばよいのでしょうか。母親からまだ独立する時期にいたっていないこの時期の子どもにとって、親からの言葉は重要な意味をもっています。子どもの精神的発達にとって、仲のよい、お互いに個人として尊敬し合う両親の存在が重要であることは、このことからもおわかりいただけると思います。もちろんこのことは、親からの独立の準備に入る発達障害の子どもたちにとっても同じことがいえます。

一方、認知心理学的には、この時期は過去や現在の種々の情報を駆使して頭の中でさまざまな状況に対応する応用力（ワーキングメモリー：以前の経験を利用して目の前のものごとを処理するための記憶力）が、ほぼ成人のレベルに達してきます。そのため、学習においても高いレベルが要求され、国語においても算数においてもさまざまな情報を抽象的に思考し解決していく能力が要求されます。そのような大人の入り口である時期でもあることから、この時期の学習のレベルアップを「九歳の壁」という言葉で表現します。

この時期は、自分自身を客観的に評価することができるようになり、他の人からの評価がマイナスなのかプラスなのかも理解できるようになってきます。しかし、なぜよい評価・悪い評価なのかは、わからないことも多いものです。そのため自己評価が低下し、うつ症状を示すことが多多あります。

診療ノートから

九歳男児、乳児期には過敏な子どもで、しゃべりはじめは一歳ごろでしたが、二語文になるのが三歳近くと遅かったとのこと。幼稚園のころは、遊びのルールが理解できない、友達とうまく遊べないなどがありました。就学後には、不器用さと社会性のなさから友達ができず、いじめられることも多かったそうです。その後、小学校三年生ごろから腹痛、頭痛などを訴えるようになり、不登校状態となりました。学校に行かないと元気で、食欲もありました。しかし、このころから感情的に不安定になり、ときに理由もなく突然に叫び、暴力的な行動に出ることがありましたが、その直後にはすぐに反省し、「自分はどうしようもない人間だ」「生きていてもしょうがない」などの発言が聞かれるようになりました。このような、不登校状態と突然に「キレる」ことを主訴に、来院しました。

既往歴と診察所見からは、広汎性発達障害が考えられ、現病歴からは二次的にうつ状態を呈していると考えられました。その後、心理カウンセリングと抗うつ薬の処方により身体的症状と衝動的行動はほぼおさまり、不登校も改善してきています。

このように、小児・青少年期の抑うつ症状は、成人期とは異なっており、最初にあらわれる症状としては、腹痛、頭痛、筋肉痛、疲労感、倦怠感などの身体的不定愁訴をひんぱんに訴え、学業低下、死への恐怖感などとともに、無鉄砲な行動、突発的に叫んだり、泣いたり、不平を言ったり、説明のつかない怒りや敵意の増大、ときにはさまざまな状況の変化に敏感に反応して、問題行動としてあらわれることもあります。早期にうつ状態であることを理解し、治療を開始することが重要です。

11 思春期とは

思春期の一般的特徴は、著しい身体発育・第二次性徴の発現・生殖能力の完成などの身体的変化とそれに伴う激しい心理的動揺が特徴です。そして、思春期は人生における最大の激動の時期ということもできます。家族関係を変え、起こってくる自分自身の危機と向かい合いながら大人になっていく時期であり、自分の体つきや顔つきの変化に関心を示し、周囲から見られる自分を過剰に意識し、他者からの評価を気にしやすく、劣等感や自己嫌悪感をもちやすくなります。ときには社会との結びつきや家族関係に問題があったりすると、環境にうまく適応できずに不登校、引きこもりの状態になってしまうこともしばしばです。このような体も心も不安定な時期には、起立性調節障害、過敏性大腸症候群、心因性発熱、過換気症候群、摂食障害など、不安定・不均衡状態が自律神経の機能に問題を起こし、多彩な身体愁訴を訴えるようになってきます。発達障害の子ども、特に広汎性発達障害の子どもにとって、もっとも混乱を感じる時期でもあります。

心の問題として、思春期にある子どもたちは、急激な身体発育や性衝動へ戸惑いを感じながらも、精神的には社会的関心を広め、自意識や自己主張を強めていきます。この点から思春期は、第二次反抗期ともよばれています。たとえば、自分のことは棚に上げて大人の言動を激しく非難し、自分の非を指摘されると逆上してしまうことがみられます。内面的にゆとりがもてず、虚勢を張ったり突っ走る行動をとるかと思えば、ベタベタ甘えてきたりもします。また、平気で人の心を傷つけるようなことを言う反面、自分が言われるとひどく傷つき、人間不信を強めていくことも少なくありません。

発達障害の子どもの場合には、このような行動が顕著にあらわれますし、言葉での説明が困難なために、大人の理解しがたい行動としてあらわれることもしばしばです。しかし、子どもたちはみな、このような過程をたどらなければなりませんし、このような反抗期を乗り越えながら、一人前の大人へと成長していくのです。

12 思春期の課題――大人になるために

思春期は、母親離れ開始の初期（一〇～一三歳）、母親離れの進行と友人関係への没頭の中期

（一四〜一六歳）、自分探しと自分づくりの後期（一七〜二〇歳）の明らかに異なる三期に分けて考えていきます。一方、思春期を内的な（心の）発達から考える場合には、性意識（セクシャリティ）と道徳観、自我の確立、家族と外部との関係としての仲間意識があり、社会と複雑にからみ合いながら変わっていきます。このような各分野について、発達的に述べていきましょう。

社会との関係という点から性意識を考えてみると、単なる性的行動だけではなく、性への関心や空想、性的思考、性そのものと性に伴う情緒との関係と心構え、社会的に定められた役割と道徳観の認識などとも関連してきます。初期の性的関心が高まる時期から、性衝動の高まりから性的試み・性的問題への関心や疑問をもつようになりますが、初期には同性における仲間意識から、一時的に同性愛的思考をもつこともまれではありません。しかし、同時に恋愛、誠実さ、礼儀に関する信念なども含め自分自身の考える性的な理想が形成されていきます。このころに、さまざまな性的行動（衝動）の問題が起こってきます。

認知や道徳観の点からは、善悪を絶対的かつ疑う余地のないものとして認識する初期から、しだいにこのような規範に疑問と分析が広い視点から行われるようになり、個人的な倫理観が形成されていきます。このことが、「私が考えること、望むことは常に正しい」という性的欲求について正当化するために考え出した自分だけの規範にまでいたることがあり、自分の信条のみで社会のさまざまな出来事を判断するために、柔軟な行動がとれなくなり混乱してしまい、反社会的な行動をとってしまうことも起こってきます。このようなさまざまな危うさを経て、人生の意味や自分とは何かといったことに悩むようになり、内心の動揺や精神的苦痛を感じて、ときには精神疾患に類似した状態になることもあります。その後は、性や自分自身から、正義、愛国心、歴史などに興味が移り、理想主義的思想をもつこともあります。

家族関係においては、仲間との活動への熱意が高まるにつれて、家族との分離の傾向が加速します。この変化を象徴するのが、家族がよしとする服を着ようとせず、変わったあるいは奇妙なといえるような仲間集団としての「ユニフォーム」で行動することが代表的な例です。繁華街にたむろして、友達と一緒にいる子どもたちの奇妙な服装や行動を想像してみてください。こうして、家族の外部にいる成人を大人としての、また将来の自分としての役割モデルに選んだり、特定の教師などとの親密な関係を築いたりする行動を示しながら、家族からの分離が行われていきます。しかし、このことは、独立したいという感情と独立することが不安であるという両面感情（アンビバレンツ）から、さらなる自律性が求められることにもなり、そのためにも、自分が属してきた家族が安全な基地でありつづけることが大切になってきます。

このころの一対一の関係の友情は、きわめて重要です。一般的に女性の友情は秘密を互いに打ち明け合い、共存の世界をつくることに重点が置かれ、男性の友情は同じ活動や競争に重点が置かれると考えられています。

このような社会への適応能力やさまざまな機会における判断を経て、大学進学、就職などの進路の決定が行われ、その後、大人として何をなすべきか真剣に考えはじめることになります。思春期は、自分の心の発達と社会との関係が劇的に変わっていく時期です。このような多くの課題を乗り越えていくことを経て、自分で考え、自分で決め、自分で責任をとる、そのような真の大人になっていくのです。

診療ノートから

一六歳、高機能自閉症の男児、不登校と家庭内暴力を主訴に受診。

乳児期には、目が合いにくく、初語二歳半と発語も遅れていました。三歳ごろ医療機関を受診し、自閉症と診断されました。「治療法はない」と言われ、近くの療育センターに通うように勧められましたが、どうせ治らないのだからと特別な療育は行われず、幼稚園に通いましたが、幼児期から友達と交わることが少なかったとのことです。電車が好きで、電車の種類や時刻表に関する知識にはすぐれており「鉄道博士」の異名をとっていました。

学校では、体育は不得意でしたが、学習面では国語をのぞいて教科の点数はよかったそうです。小学校低学年では、友達と遊ぶことといじめられること、触ることと叩くことの区別がわからず、他の子どもからのからかいやいじめも遊びと考えていました。一〇歳ごろになり、いじめられていることに気づきましたが、いじめはエスカレートし、ときに首を絞められたりすることもありました。

中学生になったころに、クラスの子どもから、「うっとうしいから、目の前から消えてなくなれ」と言われたことをきっかけに、希死念慮を訴えはじめ、不登校になりました。その後、親が学校や教育委員会にいろいろ訴えに行ったもののあまり理解してもらえず、徐々に外に出ることもなくなり、引きこもり状態となりました。

親は、友達ができにくかった幼稚園のころ以降、本人の自主性を尊重し、本人の望むことはできるだけかなえてあげていました。そして、不登校にいたるようになると、ますます子どもが不憫であるように思えてきました。できるだけ本人の望むようにしてあげていましたが、引きこもり状態になると要求は徐々にエスカレートしてきました。できないこと、やりたくないことがあると本人が騒ぐことから、徐々に父親が暴力をふるうようになってきました。しかし、本人の体が大きくなり、父親からの暴力を受けていて暴れたところ父親が倒れてしまったことをきっかけに、両親に暴力をふるうようになってきました。家の中は荒れ放題になり、暴れて包丁やはさみなども持ち出すようになり、何度か警察に駆けこんだこともありましたが、警官が来るとおとなしくなるとのことでした。

初診時は親のみの相談となり、対応方法の指導と抗精神薬の投与をはじめましたが、服用させることができず、通院も不可能でした。家族で対応することが不可能であり、家庭内での傷害事件に発展する可能性もあるため、児童相談所を通して強制入院となりました。

親との分離をきっかけとして、仲間や恋人などとの関係が発展していくことが、思春期の子どもにとってはもっとも重要です。このことが、発達障害の子どもたちにとって、どれだけ困難かは、想像にかたくありません。不登校、引きこもりなどから、ときには家庭内暴力にまで発展することもまれではありません。このような思春期の危機的状況を防ぐためにも、乳・幼児期からの継続的な通院、主治医をもつことが重要です。このケースも、幼児期からきちんとかかわることができれば、このような結果になることもなかったと思います。

　何でもない、落ち着いている状態を本人、主治医とともに喜ぶ時間をもつことは、一見、意味がないように思えても、このつながりこそが大切なことであることを、忘れてはなりません。

III 発達障害各論

1 学習障害 (Learning Disabilities；LD)

① 学習障害とは?

学習障害とは文部科学省の定義によれば、「基本的には、全般的な知的発達に遅れはないが、聞く・話す・読む・書く・計算する、または推論する能力のうち、特定のものの習得と使用に著しい困難を示す様々な状態をさすものである。学習障害はその原因として、中枢神経に何らかの機能障害があると推定されるが、視覚障害・聴覚障害・知的障害・情緒障害などの障害や、環境的な要因が直接の原因となるものではない」となっています。

② 読み書き障害 (ディスレキシア) と学習障害

ディスレキシア (dyslexia：読み書き困難症) という障害があります。もともとディスレキシアという概念があり、より広汎な概念として「学習 (能力) 障害」が生まれました。

以前から、ヨーロッパの各国では文字が学べない・字が読めないなどは、階級制度とか個人の特性の問題として扱われてきました。イギリスでは上層の貴族の家系にディスレキシアの人が多くいたことなどが、早急な社会的支援の整備につながったようです。しかしアメリカは多民族国家ですから、共通言語が必要であり、そのために英語があります。その英語の読み書きができなければ、法律を理解させることもできません。国家を形成していく上でたいへんな問題だとして「Specific Learning Disabilities」と診断され、すなわち教育を行い国家運営上の個人的な必要機能の障害として、ディスレキシアをとらえていました。日本では、ほぼ単一民族であり文盲率が低いために、行政上の個人的な必要機能としての前提がなく、学習障害としての疾患概念からはじまりました。このような成り立ちでできた診断名ですから、学問的レベルとしても、医学的疾患としてどうとらえるかを考えなおす必要があります。

ディスレキシアとは、「通常の教育を受け十分な知能をもち、社会文化的な機会を与えられても生ずる、読みの学習上の困難という形で表現されるひとつの障害である」と定義されます。音の聞き取りや音の記憶に困難がある、背景から特定のものを抽出できない、音と文字の結びつきが弱い、動きや奥行きがわからないというのが症状で、これらには大なり小なり遺伝的な要因が関係しています。

③　ディスレキシアの特徴

イギリスにマッケンジー・ソープさんというディスレキシアの絵描きさんがいます。この人の描く絵には縁取りがなく、背景がメインではないかと思われる絵があります。この人の作品に『大きな笑顔の大きな頭の子どもたち』という絵があります。これを見たある医師は、「この人たち、足がないじゃない」というのです。私は「この人はスカートはいているんじゃないのかな」といってよく見たら、スカートだと思ったところは模様入りの背景で、その両側に細い足が描かれています。地と図がはっきりしない感じです。

次は、一二歳のすごく頭のよい子どもの例です。お弁当箱の絵の中に、おかずが何個入っているということは知っているのですが、「文章で書いて」というと、ちゃんと書くことはできないのです。

診察室でディスレキシアの人によく聞くのは、「ここまでどうやって来たの?」と聞き、書いてもらいます。そこまでできない場合は、人の顔の絵を描いてもらいます。たとえばそこにお父さんがいなければ、お父さんの顔の絵を描いてもらいます。それもたいていディスレキシアの人はいやがるので、「あいうえお」とか「かきくけこ」や「ABC……」を書いてもらいます。それらは繰り返すことはできるのです。これは字の順番で覚えています。それで「〈あき〉と書いてください」というと、「あいうえお・かき」と書いて、その中から「あ」と「き」を取り出さないといけないわけです。

ディスレキシアの子どもの中には、文字をデザイン化して絵のように描いている子どもがいます。よく業務用のトラックの横に「コカコーラ」などと書いてありますけれど、あれを文字と認識するか絵と認識するかということで、使われる脳の部位が違います。ディスレキシアの人の中には、文字を認識することに困難をもつ場合でも、このようなデザイン化した文字を絵として視覚的に判別したり記憶したりするのが非常に得意な人がいます。

加えて、「動き」が関係してきます。ディスレキシアの人の中には、筆で文字を書くとすごくうまい人がいて、書道で賞をもらった人もいます。もしかしたら、「とめ」や「はね」など文字を書くための動きが大きく、印象的であるからかもしれません。ただ鉛筆で書くと、読字障害としての特徴が明らかです。このことから、筆で書くことも治療として有効かもしれません。

④　ディスレキシアの子ども用の教材

次ページの「は」の字を見ていただきたいのですが、このお子さんは「は」という文字と、[ha]という音の結びつきを理解できなかったために、お母さんが一生懸命考えて描いたものです。「は」の縦棒は歯ブラシになっていて、下の「はね」のところがブラシになっています。横

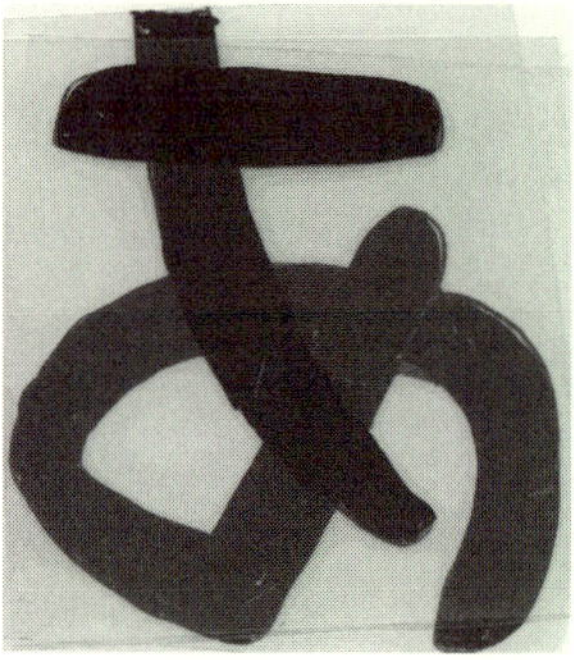

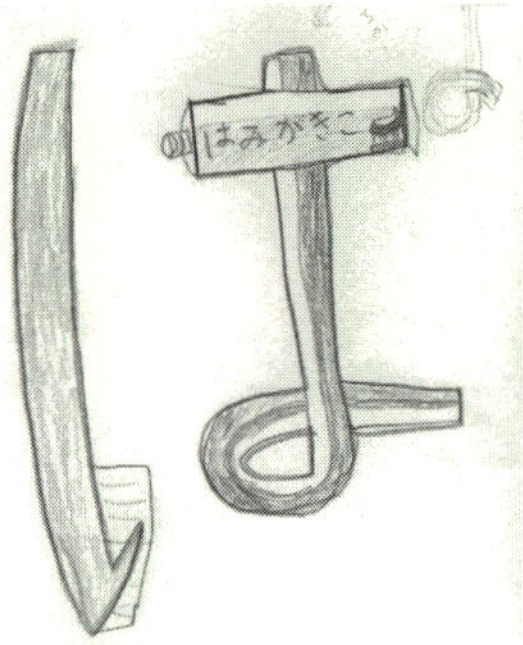

棒は歯磨きのチューブです。縦の線と下の丸は、ラミネートチューブから出てきた三色のジェル状の歯磨きになっています。音と意味と絵の結びつきを考えつつ、たいへんユーモラスに楽しく描かれています。このお子さんが文字を理解したのは、ＮＨＫの番組の中でひらがなの「あ」が奥行きのあるものとして、三つの部品（横棒、縦棒、「の」の字みたいな部分）に分かれ、それが重なったときに、はじめて「あっ！お母さん、わかった！」と言ったというのです。

それをヒントにお母さんが作ったのが、この三枚のセルが重なった「あ」です。一枚目のセルには「あ」の横棒、二枚目のセルには「あ」の縦棒、三枚目のセルには「の」の字みたいな曲線をそれぞれ描いて、重ねたら「あ」の字になるものを作られたのです。この場合には、三層の部品の重なりで奥行きを理解するということですから、コンピュータグラフィックスで教えれば、もっと楽にできるかもしれません。

「あ」はけっこう難しく、「ここは地面で、これはアリさんの巣」だということで文字の端部にアリを集中的にたくさん描いて、端部の形を覚えさせたそうです。このようなことをしてお母さんが一生懸命教えたら、たいへん短時間で覚えられたそうです。

⑤　漢字学習、文の書き方など

漢字は部品に分解し、そこに色をつけ、冠、偏、旁などの部首に分けて覚えていきます。配置と筆順は色で区別します。脳の中で「色」を感じる場所、「形」を感じる場所、「動き」を感じる場所はそれぞれ違うところです。このお子さんは書き順、すなわち動きを感じる場所の働きが悪いので、かわりに別の場所を使うことで、理解することができました。

またこのお子さんは、言語的に頭の中に音を溜めておく能力が低いところがありますので、そういう人の場合はリタリンという薬を併用します。このお子さんは漢字が書けなくて、国語の成績がすごく悪かったのですが、今はほとんど満点をとれるようになっています。もちろん漢字も書けるようになりました。

次は、文章を書くということを練習します。具体的には、短い文について文節に分けること、そのときに助詞は独立させて覚えるのではなく、文節の一部として記憶します。まず、今日の出来事などについて、文節を意識しながら話をしてもらい、文節ごとに文章を分け、分けた文節を列車の車両の絵や付箋に書きだします。できたものをバラバラに机の上にならべ、文章を作っていきます。

⑥ 学習障害の子どもには、どのように勉強を教えればよいか

マニュアル的な教え方ではなく、その子どもに合った勉強の方法を教えてあげることで、改善されます。自分で解法を見つけることができるようになるのは、小学三年生ごろです。それまでに、認知心理学的にパターン分けし、学習障害の診断をもっと科学的にすることと、認知教育的見地からの方略（「できる・できない」でなく、その子がどのように学んでいったらよいのかをより具体的に）を教えてあげることができれば、学校ももっと楽しくなるでしょう。できないことが原因で自尊心を下げずに、「自分自身の学び方」を手に入れ、自分のよい面をのばしていくことができます。

学習障害の子どもに対する対応は、遅れている、あるいは問題のある機能のかわりに違う部分を用い、別のルートを通って異なる方法で学習する能力を身につけられればよいのです。これがわかれば、子どもたちは「わかるよろこび」「できるよろこび」とともに、先へ進んでいくことができます。

たとえば一階から二階へ行くことができない場合、通常であれば「一階から二階へ行きなさい」と言われると、階段やエスカレーターを使います。でも方法を教えてもらわないとわからない。

これが学習障害です。ですから階段のある場所まで一緒に行き、一度はともに上ってあげるということをします。そうすると、次からは困らないのです。こうしなければ、いつか自分で方法を見つけたとしても、もしかしたら外壁に絡んでいるツタをつたって一生懸命二階に上がっていく方法を見つけてしまうかもしれません。これはとても疲れますね。疲れていやにもなるでしょう。ですが周囲には、そのことがわかりません。ですからその子どもにとっての能率的な方法（応用のきく方法が好ましいのですが）を教え、それまでの苦労をわかってあげることが、学びを含めた人格形成の面からも大きな意味をもちます。

⑦　コンピュータの活用

私たちは、立体視のできるディスプレイを使いながらひらがなや漢字を書くコンテンツを試作して、現在ディスレキシアの子どもたちに使いはじめています。とても有効であるという結果は出てきています。

通常、私たちが遊びや楽しみに使っているゲームをエンターテイメントゲームといい、教育的なあるいは仕事を早く覚えたりするためのゲームをシリアスゲームといいます。私たちの試作したシリアスゲームは、絵と組み合わせた文字表現では、音韻と形態の結合を促し、文字の奥行き情報では、文字の構造を理解することが容易にできます。動的な要素では、文字の形状維持に役立つことから、ディスレキシアの子どもたちにとって、ひらがなの学習方法としての有効性は明らかであり、就学期前後のひらがな学習に活用する価値があると考えています。

⑧ ディスレキシアがあっても社会的に独立はできるか

人の才能には限りがあります。才能がずば抜けてすぐれていて、それを生かして社会で活躍している発達障害の人もたくさんいます。

最近よく知られてきたディスレキシアの有名人として、俳優のトム・クルーズさんがいます。彼はセリフを覚えるときには他の人にテープに吹きこんでもらい、それを聞いて覚えるのだそうです。ディスレキシアの人は、文字を読むのは苦手でも、話すことはできますし、聞いた話を覚えている能力はすぐれています。文章を読むのは苦手ですが、文節ごとに少し区切りながら、訥々と相手を説得するような話し方をされます。

政治家の中ではウィンストン・チャーチルが有名です。小学校の低学年のころから平衡感覚と発音障害の問題をかかえていたらしく、同時に成績の偏りと、うつも併せもっていたようです。語学は苦手で、後に「私は頑固で、私の理性、想像力、興味を刺激しないことは、どうあっても覚えられなかった」（シリア・サンズ／河合秀和訳『少年チャーチルの戦い』集英社）と書かれています。

作家ではアガサ・クリスティーもそうです。口述筆記とタイプに助けられたようです。タイプ、今のキーボードでは、単語をアルファベットの順番に指で打ちますから、筋肉の動きを記憶の助けにできたのでしょう。

ディスレキシアの人は、画家、それから建築家の中にもかなり多くいらっしゃるのではないかといわれています。ディスレキシアの人の中には、言葉による記憶ではなく、画像や映像による記憶に長けた人が多く、芸術家の中には多く存在するといわれています。パブロ・ピカソ、ウォルト・ディズニー、山下清、建築家のフランク・ロイド・ライトなどです。

ＡＤＨＤとディスレキシアを併せもっている場合には、すばらしくエネルギッシュでありながら理論的に考えるタイプであるため、数学者や発明家の中にはこのタイプが多く存在するといわれています。アルバート・アインシュタインやトーマス・エジソンもディスレキシアであったと考えられています。ともに文章を学びはじめる小学二年生で退学になっています。

このような有名人に共通して言えることは、発想のダイナミズムと直観力、そして実体験に立脚したものの見方、つまりオリジナリティではないでしょうか。

⑨　学習障害に対するこれからの行政側の対応

学習障害の子どもたちについては、子どもたちにとっての社会である保育園・幼稚園、学校での具体的対応をどうするかということがもっとも重要だと思います。まだまだ十分にすべての教育機関において同様の対応がなされているとはいえません。法令ができた以上は、具体的に行うことが教育と行政の義務となります。個別教育計画の作成と実施、発達障害支援センターでの行政的な対応が核になるでしょう。

⑩ 学習障害に不器用さを伴う場合

就学前における不器用を合併する学習障害の子どもについては、作業療法士による感覚統合訓練が有効です。しかし、広汎性発達障害においては遂行機能障害も合併していることが多く、運動失行のリハビリと同様の理学療法士による運動訓練が有効なことも多いのです。

発達障害の一部には、視機能障害として、距離によって見えにくいところがあるという近見視の障害、近くのものを見るときに目を寄せることができるかどうかに関する輻輳障害、動くものを追って見ることに関する眼球運動障害、左右不同視なども有していることがありますが、気がつかれないことも多々あります。明暗がわかりにくい色覚障害などの見え方の障害の場合には、立体視に問題があらわれてきます。そのためアメリカでは、オプトメトリストが視覚運動・認知障害についての診察と治療をはじめました。このような観点からの眼科的な取り組みとオプトメトリストの国家資格化によりこれからの診断と治療上の発展が期待されます。

2 注意欠陥多動性障害（Attention-Deficit / Hyperactivity Disorder；ADHD）

① ADHDが疑われる症状

注意欠陥多動性障害（以下ADHD）は、通常七歳までに症状が確認される発達障害の一種です。

症状としては、集中困難・過活動・不注意などが一生にわたって持続します。過活動が顕著でない、女性に多くみられる不注意優勢型の場合には、周囲が気づかない場合も多いものです。

診断は、診断基準としてDSM-Ⅳ-TRを用います。ポイントとしては、七歳以前から症状が存在するかどうか、二か所以上の状況においてADHDの症状を示すかどうかが重要です。そのためには、家族歴、既往歴、現病歴などの聞き取りと環境や併存症の存在の評価（知能および心理学的検査）および、家庭、学校、本人の記憶を確認しなければなりません。

実際の症状としては、飽きやすくすぐに新奇な刺激を求める、重要なこととそうでないことの区別をすることができるが、識別する力は正常な子どもよりも早く尽きてしまい、無視するべき刺激にすぐ反応してしまう、何かの作業が中断されるともとに戻るのに時間がかかるか次の対象に関心を移してしまう、楽しいことをしているときでもミスが多い、興味をもっていることには熱中しつつも衝動的でミスをすることが多い、友人との交流がうまくいかない、ひとりで遊ぶことを好む傾向にある、聞き違えが多い、夜間覚醒の症状があったり睡眠が浅い、頻尿である、などがみられます。

② ADHDの診断基準

ADHDは多動性、不注意、衝動性を症状の特徴とします。

米国精神医学会の診断基準第四版（DSM‐Ⅳ）による診断基準がもっともよく使われています。DSM‐Ⅳによる正式名は注意欠陥／多動性障害（AD/HD：Attention Deficit／Hyperactivity Disorder）です。症状によりさまざまなタイプがありますが、注意力を維持したりさまざまな情報をまとめることを苦手とすることが、ほぼすべての場合に共通します。DSM‐Ⅳでは、症状にしたがい、さらに「混合型」「不注意優勢型」「多動性‐衝動性優勢型」の三種に下位分類がされます。

［DSM-Ⅳによる診断基準］

A　⑴か⑵のどちらか：

⑴　以下の不注意の症状のうち六つ（またはそれ以上）が少なくとも六か月以上続いたことがあり、その程度は不適応的で、発達の水準に相応しないもの：

不注意

(a)　学業、仕事、またはその他の活動において、しばしば綿密に注意することができない、または不注意な過ちをおかす。

(b)　課題または遊びの活動で注意を持続することがしばしば困難である。

(c)　直接話しかけられたときにしばしば聞いていないように見える。

(d)　しばしば指示に従えず、学業、用事、または職場での義務をやり遂げることができない（反抗的な行動、または指示を理解できないためではなく）。

(e)　課題や活動を順序立てることがしばしば困難である。

(f)　（学業や宿題のような）精神的努力の持続を要する課題に従事する事をしばしば避ける、嫌う、またはいやいや行う。

(g)　（たとえば、おもちゃ、学校の宿題、鉛筆、本、道具など）課題や活動に必要なものをしばしばなくす。

(h)　しばしば外からの刺激によって容易に注意をそらされる。

(i)　しばしば毎日の活動を忘れてしまう。

(2) 以下の多動性‐衝動性の症状のうち六つ（またはそれ以上）が少なくとも六か月以上持続したことがあり、その程度は不適応的で、発達水準に相応しない：

多動性

(a) しばしば手足をそわそわと動かし、またはいすの上でもじもじする。

(b) しばしば教室や、その他、座っていることを要求される状況で席を離れる。

(c) しばしば、不適切な状況で、余計に走り回ったり高い所へ上ったりする（青年または成人では落ち着かない感じの自覚のみに限られるかも知れない）。

(d) しばしば静かに遊んだり余暇活動につくことができない。

(e) しばしば〝じっとしていない〟または、まるで〝エンジンで動かされるように〟行動する。

(f) しばしばしゃべりすぎる。

衝動性

(g) しばしば質問が終わる前に出し抜けに答えはじめてしまう。

(h) しばしば順番を待つことが困難である。

(i) しばしば他人を妨害し、邪魔する（たとえば会話やゲームに干渉する）。

B 多動性‐衝動性または不注意の症状のいくつかが七歳以前に存在し、障害を引き起こしている。

C これらの症状による障害が二つ以上の状況において（たとえば学校［または仕事］と家庭）存在する。

D 社会的、学業的または職業的機能において、臨床的に著しい障害が存在するという明確な証拠が存在しなければならない。

E その症状は広汎性発達障害、精神分裂病、または、その他の精神病性障害の経過中にのみ起こるものではなく、他の精神疾患（たとえば気分障害、不安障害、解離性障害、または人格障害）ではうまく説明されない。

混合型：過去6か月間A(1)とA(2)の基準をともに満たしている場合
不注意優勢型：過去6か月間、基準A(1)を満たすが基準A(2)を満たさない場合
注意欠陥／多動性障害、多動性・衝動性優勢型：過去6か月間、基準A(2)を満たすが、基準A(1)を満たさない場合

（出典：『DSM‐Ⅳ精神疾患の分類と診断の手引き』高橋三郎ほか訳、一九九五年、医学書院）

③　理由がわからないが急に怒りだす

ＡＤＨＤの人の場合は、周囲と無関係に、自分の「感情」をストレートに噴出させます。また情報を読み違えたときも、混乱します。あるいはそれまでの習慣から、相手に自分を表現できないまま「我慢」を積み重ね、結果耐えきれなくなることもあります。日常的に多いのが、急な予定変更や予想外の出来事に対応できずに、癇癪やパニックを起こすことです。要するに、状況判断がうまくできないことや、あることに関してこだわりをもつ、ということが関係しています。

また男女差として、多動でかつ衝動的なタイプは男児に多く、女児の三倍の頻度で認められます。

④　女性のADHDの特徴

女性のADHDでは、多動や衝動性はほとんどありません（ADD：注意欠陥障害）。不注意が主な症状です。すなわち、片付けられない、計画が立てられない、自己中心的で時間にルーズなどの症状です。

しかしこれらの症状は、障害として気づかれにくいために認知の障害としてとらえられることはなく、単にしつけの問題として世間でとらえられることになります。

ここで問題となるのは母娘の葛藤です。母親としては、娘にはきちんとした女性になってほしい、古風な言い方ですと良妻賢母とでも申しましょうか、礼節を知り思いやりがあり、家庭生活もきちんとできる女性を望みます。望みながらも、現在の娘が育っている家庭の中での一番の存在は母親であり、暗黙のうちに「母親がいなければあなたは何もできない」というメッセージも日常の行為の中に織り交ぜていきます。結果として、娘の社会性を育てることは母の監視下ではできていきますが、この厳しさの中で自我に気づかないまま娘は育てられてしまいます。世の中ではときに、「一卵性母娘《おやこ》」という言い方もあるようですが。これはあくまでも母親の側から都合のよい娘という意味で、思うように育った娘の存在こそが、社会に対してのあるいは、夫やその家族に対しての母親の存在意義になるわけです。娘の側からしますと、このような母の支配に気がついたときには、時すでに遅く、一番と表面上認めている相手に抵抗できるすべもなく、あきらめ、打ちのめされてしまうわけです。そこで、思春期から成人期にかけては、トラウマとしてのうつ状態をつくります。このように、自分で考えることをさせてもらっていない女性は、結婚後も夫からは自主性がない女性に映り、暴力が許された家庭に育った男性と結婚した場合には、DV（ドメスティック・ヴァイオレンス：夫婦間の暴力行為）につながるケースも多いようです。

診療ノートから

三七歳の女性、八歳と一〇歳の男児がADHDではないかと受診。

子どもは、知的に高いが、多動、衝動、不注意が四歳以前からありました。小学校では座っていられない、先生の質問にすぐ手をあげて答えてしまう、周囲の子どもにすぐ話しかけてしまうなど自分勝手な行動が多かったものの、「憎めない存在」として周囲の理解は比較的よかったとのこと。

診断基準および既往・現病歴からADHDと診断。生活指導と心理療法に加え、中枢神経興奮薬であるリタリンの投与を開始し、その後、症状は改善しました。

そのころ母親から、「自分も似ていると思う」との訴えがありました。小学校での空想的な生活、忘れものが多く、片付けられない、時間にルーズなどのため、勉強はできたがクラスで友達はできなかったとのこと。国語以外の学習はよい成績だったようで、小学校、中学校と、母親からは、「おまえは、だらしがなく、思いやりもないのだから、女として失格だ。さいわい勉強はできるようだから、結婚しないで学問などの仕事に生きることが世のためだ」と言われつづけたそうです。中学、高校でも友達はできず、いつもひとりぼっちだったとのこと。

その後、短大に進学して、自信をもって生きていると思えた大学生とコンパで知り合い結婚。結婚後数年間は、一緒にいろいろなところに行ったりして幸せだと思っていましたが、その後、子どもが生まれたころから夫の飲酒量が増え、子育て観の違いが徐々に明らかになってきたことと、夫の自分勝手さと自分に対するＤＶが徐々に増大し、自身も徐々にうつ状態になり離婚することにしたとのこと。

この女性の場合には、自身がＡＤＤであり、夫がＡＤＨＤであったことと、悪気がなかったにせよ母や友達からの長い間の言葉に傷ついてしまったと解釈することができます。現在では、抗うつ薬を服用しながらＡＤＨＤの子どもを育てています。ＡＤＨＤの場合には、よく同じことを何度も言わせる、何度言っても応えないということはよく言われますが、言語的にすぐれていることが多い知的に高いＡＤＨＤでも、その場で言われた言葉を過去の言葉と一緒に考えていくことが苦手です。このようなＡＤＨＤの子どもにとって、自分の言われた言葉は後になって記憶の中で増幅し、その人の生涯の傷になっていってしまう場合もあることは、心にとめておかなくてはなりません。

⑤　ＡＤＨＤの併存障害

ＡＤＨＤの併存症について、不安障害は二五％ぐらい、気分障害（うつ気分変調）は三〇％ぐらいあります。ＡＤＨＤとうつ病の併存は、自殺のリスクが高く、家族歴にうつ病の人が多いともいわれております。そのほか、触法行為などをしてしまう行為障害・反抗挑戦性障害の割合は三〇～五〇％といわれています。また、両親のうちどちらかが反社会性人格障害を有する場合には、ADHDに行為障害が併存する割合が高くなります。ただ、医療現場にいる者の実感としては、家族機能の問題（家庭内暴力、アルコール依存症、母の精神疾患）などがなければ、それほど高いというようには思っておりません。

また、併存症として学習障害があります。なかでもディスレキシアの合併が高いといわれています。多動がない不注意優勢型の場合には、ADDであることに気づかれません。このようなお子さんの場合には、クラスの三〇人に対して話している教師の声がその子どもにとっては他人事のように聞こえ、周囲の雑音の中に埋もれてしまうため、不注意でボーッとしているように思えます。しかしマンツーマンもしくは少人数の指導では、注意が集中できることになるため、十分に理解をしていける場合も多いものです。学習上の症状としては、病態として中枢性聴覚処理障害があり、言い間違え・聞き返し・読字障害などが認められます。

⑥　小児期のうつ病の症状

小児・青年期のうつ病は、成人のうつ病と異なります。まず、頭痛、腹痛、体がだるいなどの自律神経症状からはじまります。その後、ちょっとした刺激に敏感になり、無鉄砲な行動をとってしまうなどが主症状となります。いわゆる「キレる」という状態になることから、うつ病と気づかれないことも多々あります。鑑別点は、感情の亢進と低下が短期間に交互に出現することです。このように、小児・青年期のうつ病は気づかれにくいのですが、うつ状態の診断が遅れると、突発的な行動をとってしまうこともあるため、死にいたることもあり、注意深い診療を要します。このような場合には、カウンセリングと抗うつ薬（ＳＳＲＩ、ＳＮＲＩなど）の併用療法を的確に行うことが必要です。適切に治療されれば、早期に症状は改善します。しかし治療効果が上がらない場合には、家族機能の問題が悪化の要因であったり、精神疾患としての双極性障害（そううつ病）の発症も考慮しなければなりません。

⑦ ＡＤＨＤの子どもは「まずほめる」こと

ＡＤＨＤの人は小さい子どもだけでなくとも「ほめられたい」という気持ちが強いようです。そそっかしかったり、集中力に欠けていたり、計画性も欠いていますから、行動を起こしても周囲の状況を十分把握できず、結局反発を招くことが多くなってしまいます。それが度重なると、やる気もうせてしまいます。

ですから、上手にほめることが大切です。日ごろから、その子どものオリジナリティを生かした部分に焦点を当てたほめ言葉のいくつかを用意されることを、おすすめします。「まずほめる。次にうまくいかなかった部分について一つだけ指摘する」この順番を間違えますと、子どもの心は遠のいてしまいますし、症状も悪くなります。指摘するのは一つだけ。多くを覚えられるようでしたら、ＡＤＨＤではないわけです。このことを親御さんが何年にもわたって日常の中で行っていけば、必ずよい方への変化を見てとれることになります。コツをつかめばそう難しいことではありません。ただし、このようにしてうまくいくようになっていっても、子どもは成長の変化により複雑さを増していきますから、親のほうもそのスキルにモデルチェンジを施す必要があります。

⑧　ペアレントトレーニング

ＡＤＨＤのお子さんが、他の人と違う自分をいかに守り大切にできるか、このことに必要なのが両親のあり方です。ペアレントトレーニングは、親がその子どものよいところを前向きに見つけだし「ほめる」ことを意識的に行うことを基本としています。それにより不適切な行動が減り、周囲が肯定的な注目を向けてくれることに子ども自身が気づきます。カウンセラーや心理士などと数人の親がグループになって行われるときには、互いのシェアリングによる持続や工夫をすることが容易になります。子どもに対して見る目を養い、日常の子育てに利用していけることを目的としています。医療機関や保健所・家族会などで数回から十回前後のプログラムで行われているところもあるようです。一般的な子育てや大人同士の人間関係にも応用することができます。

⑨ ＡＤＨＤの自己改善スキルの指導

たとえばだれでも車を運転するときに、最初のうちはひとつひとつの動作をこなすのに精いっぱいですが、しばらく慣れてくればいちいちの順番を覚えていなくても、できるようになります。体で覚える、すなわちパターン化をしておくことが必要です。行動の指導においては、たとえば、片付けるべき場所に写真や絵を描いておくような工夫が有効です。これはワーキングメモリーの少ないＡＤＨＤの子どもには負担が少なくてすみますので、きちんとできるようになります。

⑩ ＡＤＨＤにおける自己有能感の大切さ

多感な成長期をほめられて過ごしたお子さんと、自尊心が下がってしまった状態で大人になった場合とでは、大きな違いがあります。成長期（自我を意識したとき）に他者とは違う自分を守り、どれだけ大切にできるかが、鍵になります。

「大人になること」とは、生きること、生きていることを知ること、自分を愛し、人を愛し、自分も愛されること、一生懸命生きてさまざまなことを知ること、寂しさと大切さを知ること、ときには泣くことを知っていること、そうして自分で決め、自分で責任をとること、他の人に責任を押しつけないことです。このような大人になるために、両親は子どもの困難さの多くに寄り添い、慈しむこと、そのことが親の使命ではないでしょうか。障害をもち、社会から必要とされていないと思ってしまいがちなお子さんの場合には、「だからこそ」親は、精神的に見捨てることをしてはいけないと思っています。

⑪　アダルトチルドレン

もともとは、父親がアルコール依存であり、アルコールを飲用しているときとしていないときの差が大きいため、母親が父親のアルコール飲用のときにはＤＶを受けることがありながらも離れられない現実と、そのことを見て育った娘の父親に対する否定的な気持ちと、ある意味許してしまう気持ちとが葛藤を繰り返しながら、大人になってアルコール依存の男と結婚してしまい、母親と同様の道をたどる、という意味でした。

その後は、アルコール依存の家族、夫婦げんかが絶えない家庭など、精神的に不安定な環境に育ち、精神的に傷つき、大人になっても自分の気持ちをうまく表現することができない、泣きたいときに泣くことができず、抑圧された感情が怒りとなり急に爆発することなどもある状態をさすように概念が広がってきました。

すなわち、親など大人を信頼することができない子ども時代を送ったために、他人に対して不信感をもちやすく、必要な援助や助けを求めることが不得意であり、孤立感、無気力、過剰反応、自己評価の低さなどがみられ、感情をうまく表現できず、周囲に気をつかい、生きづらくなっている状態が継続してしまいます。ＡＤＨＤの男性ではアルコール依存になることが多く、飲用時の抑制がとれた状態では、ＤＶにいたることもまれではありません。このような父親の成育歴からは、ＡＤＨＤが強く疑われます。

⑫ すぐ「キレて」しまうＡＤＨＤの子どもへの対応

突然、周囲が理解できないようなストレスに関連して、すぐに「キレて」しまうＡＤＨＤの子どもの場合、この子どもの頭の中には友達からのからかい、ちょっかい、いじめなどのような同様な状況が重畳しています。家庭では親から怒られ、殴られつづけてがまんも限界になったとき、プチーンと「キレて」しまいます。そんなときには、「雰囲気をやわらげるような冗談を言って、タイミングを崩す：怒りを冗談に換える」「三秒ルール：三秒考えてから爆発する」を使います。何も言わずに、「ちょっと待って！」と合図することも効果的です。

⑬ ＡＤＨＤの子どもの覚え方方略

ＡＤＨＤのお子さんはワーキングメモリーの障害ともいわれるように、無意味なものをなかなか覚えられません。

たとえば年号などを覚えるときに、聴覚的暗記法として「いいくにつくろう鎌倉幕府」（一一九二年）や$\sqrt{2}=1.41421356\cdots$を「ひとよひとよにひとみごろ」、「信長、はいてたイチゴパンツ」（「本能寺の変」の一五八二年）などというようにしますと、短期記憶から長期記憶に直接入ります。応用はきかないけれど、意味づけができていなくても覚えることはできます。しかし、学校で習うことなどの多くは、基本的には必然性もないし、無意味にみえるようなものばかりです。亜鉛の化学記号がZnであるということは、それ自体には何の意味もないのです。しかし、そのことに関係のある本を多く読むとその意味がわかってきますし、そうすると他の知識とリンクさせて覚えられるようになってきます。そのほか、あらかじめテレビや豊かな体験を通して、あるいはまわりの大人が語ることで知識を先に入れておくことで、少しでも興味を広げておくことも有効です。

⑭ リタリン（メチルフェニデート）について

この薬は、適切に使えば驚くような効果が得られます。小学校低学年がもっともよい適応時期になります。九歳から一二歳くらいの間は、薬をのむということは自分自身が病気であると感じてしまうことから、のみたがりません。しかし一二歳以降になると、のんでいるときとのんでいないときの差がわかりますので、必ずのむようになります。リタリンの効果は、服用後三〇分ごろからあらわれますが、四時間ぐらいたつと効果がなくなります。そのため、朝、昼、夕方が服用すべきタイミングとなります。副作用は、食欲不振、成長障害、不眠などがありますが、休日休薬、総量一日四錠を超えないなどにより防ぐことができます。

服用は、朝は〇・五錠からはじめて二錠まで。昼は必要があれば〇・五～一・五錠まで、夕方は〇・五～一錠を服用します。服薬は、親などが薬の管理をすることを原則とし、特別のことがないかぎり一八歳までにとどめるようにします。なお近々、効果が一二時間持続する徐放剤が許可されることになっています。

診療ノートから

一七歳の女性。「何もできない、考えることも行動することもできなくなっている」とのことで受診。あまりの無気力さに、早発性痴呆と思ったくらいでした。問題点として、幼稚園、小学校時代は自分で考えさせることをせずにすべて親が段取りをし、中学入学と同時に自分で考えるよう突き放してしまったことがこの子どもにとって問題でした。医学的にはADDであると診断し、リタリンの投与をはじめ、親御さんにADDに対する対応を教えました。他の人と同じことを行うのにたいへんなエネルギーを必要とすること、自信をなくしていること、自分だけで考えさせるのではなく、コツを教えてほめるようにすることなどをお教えしたところ、偏差値が一〇上がり英検の一級に合格し、その後一流大学に入りました。

診療ノートから

一三歳の男児。忘れものをする、ものをなくす、生活がだらしないなどを主訴に母親とともに受診。子どもについてはADDと診断し、母の対応とパターン化した生活上の方法を教え、リタリンの投与を開始。劇的に症状は改善し、その後、大学に入学し充実した生活を送っています。

ADDおよびリタリンの作用機序なども説明したところ、母親が自分も同様の症状であることに気づき、リタリンを服用したところ、自分の頭の中で言葉が溢れてくる、言葉をたくさんためることができる、相手の立場がよくわかるようになる、まわりが見えてくるなどの変化が感じられたそうです。

その人は、有名なある大学の教授です。学問的にはすぐれていて、ユニークな研究もたくさんされており、多くの論文があります。しかし家庭では、母としては落第だと言われています。以前から、娘さんに「自己チュー（自己中心的）！」と言われていたそうです。本人は何のことだかまったくわかりませんでしたが。自分でリタリンをのんだとき、はじめて娘にしてきた、言ってきたことが自己中心的であることがわかったそうです。でも、わかると以前の自分が辛くて、軽度のうつ状態になってしまいました。

しかしその人は、リタリンをのむと「ユニークで、自己を主張する研究者」でなくなり、平凡なお母さん、平凡な主婦になる。こうなってみると、自分はどちらがよいかわからない。こういうふうに考えることから、自分がどうしても必要だと思うとき、平凡な家庭人として、人の気持ちを考えて行動しなければいけないときにはのむというように変わりました。このようにADHDは、個性的でひらめきやユニークさをもった人といいえると思います。しかし、社会人としてはあまりよいとはいえません。人間とは、難しい存在です。才能と社会性が両立することは難しいのでしょうか。

3 広汎性発達障害（Pervasive Developmental Disorders ; PDD）

① 非言語性学習障害とは？

教育の現場では、学習障害を言語性と非言語性に分けて考えることが一般的です。言語性学習障害とは、医学的な意味での学習障害です。非言語性学習障害の一部には算数障害、発達性協調運動障害、特定不能の広汎性発達障害などが含まれます。もっとも重要なポイントは、社会的認知能力の障害です。人との社会的距離を適度に保ち、相手の心の状況を認知したりする際に必要な認知能力の障害です。他の人の感じ方や考え方を察知し、年齢、権威、序列などの概念を理解する、恥ずかしさや周囲の状況を理解し、相手の意図を読みとることなどに関する障害です。そのほかに、コミュニケーションや言葉の意味概念にも問題がある場合には、自閉性障害として分けて考えることもあります。両者を広汎性発達障害の範囲に考えることが、現在の診断基準では行われています。これらの疾患概念については、今後は分けて考えるべきであると思います。

②　広汎性発達障害とは？

広義の自閉的な発達障害群として、米国精神医学会の診断基準のＤＳＭ‐Ⅳ‐ＴＲでは、「相互的な社会的関係能力、コミュニケーション能力等、いくつかの領域での発達の重篤で、広範な障害、または情動的な行動、興味および活動の存在で特徴付けられる」としています。

・相互的な社会関係の質的障害。
・幼児期から、対人関係の発達の障害や、人への反応性や関心が乏しいか、もしくは欠如がみられる。
・コミュニケーション機能の障害と創造的活動の障害。
・言葉および言葉以外の言語能力（表情やジェスチャーなどの障害を含む）と創造的活動の障害（ごっこ遊びや見立て遊びの欠如、あるいは大人の役割を演じて遊ぶことがないことや、創造的活動があったとしても内容的に制限されており、反復的で常同的な形をとることがある）。
・制限された反復的で情動的な行動、興味および活動の存在が特徴。
・環境の変化に抵抗したり、手を打ち合わせたり、奇妙な手の動きを示すなど運動の常同性がみられ、意味なく単語や句を繰り返すこともみられる。

以上のようなことですが、認知心理学的には言語（聴覚）によらない、視覚による思考過程、心の理論の障害、遂行機能（プランニング：頭の中だけで計画を立てる）の障害、言語性の短期の障害、感情の読みとりの障害仮説などが想定されています。

③ 自閉症について

一九四三年、最初にレオ・カナーにより報告された幼児自閉性障害は、以下のような内容です。

「対人的相互反応における質的な障害」……コミュニケーション障害すなわち、他者との情緒的接触の重篤な欠如があり、非言語面でもコミュニケーションをとりづらい。

「意思伝達の質的な障害」……言語の遅れ、すなわち、言葉がないか、あったとしても他者とのコミュニケーションの手段としての言語発達は遅れている。

「限定され、反復的で常同的な」こだわりや常同性……すなわち、マイペースさが強く、自分の決めたルールに従う。

ものごとを同じままにしておこうとする強い欲求、感覚過敏……音、皮膚感覚、味覚および知的な顔立ち、カレンダーの計算など特殊な領域での優秀な能力を特徴とする。

これらの特徴は、子どもたちの認知能力が「基本的感情障害」により不明瞭となり、「普通の方法でものや人とかかわりをもつことができない」と結論し、「自閉的孤立」の存在をカナーは強調しました。以来、自閉症の本質や病理についてはさまざまな立場から議論されてきました。

その後は、カナーの自閉症の情動特性から、認知障害仮説に関心が向いてきており、一九七九年、マイケル・ラターは、「感情障害」は認知障害に含まれ、自閉症は認知障害というよりも、脳の特異的で本質的な能力の欠陥だとしています。しかし、感情や心理的要素については、認知障害の観点から考えるべきであると思われます。

自閉症はこれまで精神疾患であると考えられることが多くありましたが、最近では神経疾患であることがいわれるようになりました。自閉症の本態については、自閉症の人は知的障害の割合が高く、自分の心が語れませんでした。その後、「自分の言葉」で語ることのできるアスペルガー症候群の人たちが書いた本に、興味が向けられるようになりました。ドナ・ウィリアムズの『自閉症だったわたしへ』などがベストセラーになり、今日の自閉症の認知機能についての研究がはじまりました。

④ 自閉症の子どもは人をどう見て、どう考えている？

自閉症のさまざまな症状について考えてみましょう。自閉症の子どもは、通常の発達のように「見られている」→「見る」ではなく、「見る」ことからはじめる、そう考えてください。

通常の発達においては、「見られている」ことを感じとった後、自分に向けられた目を、同じ空間に存在する同種の生きものとして理解していき、そこから他の人とコミュニケーションをとろうと考えるようになります。

ある自閉症の子どもは、「まわりの人間はすべて景色と同じだと思っていた」と言います。景色であれば、かかわりをもつ必要はありません。自分はひとりぼっち、ですから「自閉」なのかもしれません。コミュニケーションは同じ種、自分の仲間（ヒト）とだけとります。「同じ種」「自分の仲間」だと理解することに問題がある場合、コミュニケーションをとろうとは思わないのではないのでしょうか。

コミュニケーションをとるために、他者と同じものに注意を向ける（共視）ことは、自閉症の子どもでは、後回しになります。すべて自分からはじまります。自分の要求を伝えるため他者の注意を向けさせる（要求の指さし）、自分の興味のあるものの名前を言わせる（確認の指さし）、他の人の指さしに名前を答える（応答の指さし）、その後、他者と同じ対象物を共有する（三項関係）などに発展します。これらの過程をまとめて、「共同注意」といいます。自閉症の子どもでは、この過程に根本的な問題があります。「自分からしか見ることのない社会」「自分の考えから考える社会の常識」、そのような特質をもつ自閉症の人にとって、この社会を生きていくことがどんなに困難なことか想像できると思います。

⑤　自閉症の子どもの「こだわり」

自閉症の人には、規則性をもって同じものを並べていくことに興味があるなど、「こだわり」ともいわれる症状もあります。これらは、明らかな言葉が出ていない自閉症の人に多く、規則性あるいは何らかの記号などをつくり上げているのかもしれません。

動きがなくて、固定したイメージ（形）で組み立てられ、他の人のかかわりを拒否する場合には、言葉がない場合が多く、自閉性も強い場合です。言葉が出てきはじめるようになると、自分の世界が、ある特定のアニメの世界、ディズニーのおとぎ話の世界などとなり、決められたセリフもあります。でもその中には、必ず自分（の分身）もいます。主人公として出てきます。決められたセリフ以外も認め、他の人の演出を認めるようになると、対人関係は驚くほど改善してきます。自分だけの世界から、大多数の人が生きている世界に出てきて、自閉症状は薄れてきます。

ものを意味もなく並べる、自動車や電車の窓に目を近づけてうれしそうに眺めている、手の奇妙な動き、歩くことなどの運動の不器用さ、どれをとっても、なんであんなに無駄なことをしているのか理解しにくい事柄です。自閉症の子どもには、まず視覚、特に映像が頭の中に浮かんできます。その世界は、自分にしか見えません。はじめのうちは、そこには生きものあるいは登場人物としてヒトがいますが、生をもった同じ世界を生きる仲間としての人はいません。はじめ、彼らはひとりぼっちでだれも仲間がいない知らない世界を歩いているようなものです。人の見ているところに注意をする共同注意の能力、人の体の動かし方、人がどのように考えて行動しているのか、最初はまったくわかりません。共同注意が十分に育っていないため、もののもつ機能や役目がわからない、どうして人がそうするのかわからず、話の筋が見えていないなど文脈の理解に問題があります。ですから、このようなことを教えてあげて本人が獲得していなければ、「目を合わせて話をしろ」といっても無理なことなのです。

このようなことを自然に身につける能力に問題があるとしたら、可能な認知能力を身につけた年齢に、どうすべきかを教えてあげなければいけないかもしれません。

⑥ 自閉症の認知パターンの特殊性と対応にあたっての注意点

自閉症の人たちの書いた本では、まわりの世界は刺激が多くイライラしてしまう、すなわち感覚過敏があり、まわりがうるさい、いやな世界なので、自分の世界に閉じこもってしまうのだともいわれています。音や光などにとても敏感です。子どもの声は嫌いです。原色は、女性の場合、嫌いな人が多いようです。好きなのは、アースカラーの自然色。個人により差はありますが、食べものでは、好き嫌いがはっきりしています。どんな味か予測できるもの、慣れたものしか食べません。好きなものは白いごはん、納豆。生野菜は嫌いです。カレーの中の適度に煮た根菜は好きな子が多いようです。なす、椎茸は、食感がいやなようです。このように、新しいもの、慣れていないもの、赤ちゃんが泣いていることのように理由のわからないことは苦手です。

刺激を選択する、あるいは適切に処理する能力についても、強い刺激に引き寄せられ、弱い刺激は無視されます。また、同時に二つの行動はできません。たとえばある行動をしながら人の言っていることを聞き分ける、目を見ながら話をする、話を聞きながら書き写す、食事をしながら話をするなどですが、もしかしたら、指さしをすることも、あるものを見ながら、手と指を動かすという同じような観点から考えることもできるかもしれません。

また、部分に注目し全体を見ることができない、どこが、あるいは何が重要かわからないなども、自閉症の認知特徴としていわれています。だまし絵にだまされない、文脈の理解に問題があるということもいわれています。

診療ノートから

私たちの診察は、子どもが診察室に来てくれることと私たちに会うことがいやにならないこと、子どもが楽しく診察を受けることができることをめざしています。ですから、決まった診察方法をとっているわけではありません。診察室に入ってきて、遊んでいる様子や親の話の内容から、診察方法を変えていきます。

たとえば、場の理解や言葉の理解のレベルは、文脈の理解ができているかによって決まります。たとえば、各々の人の鼻を指さしながら、「これはAさんです、これはBさんです」、引き続いて子どもの鼻を指さして、「これは何ですか」と言いますと、子どもが「これは鼻です」と答えたとします。文脈からは、子どもの名前を聞いているわけですが、前後関係（文脈）を考えることができなければ、「鼻」と答えても正解だと言わざるをえません。このように答える、考える子どもが、ほかの子どもから「ちょっと変」「変わっている」という印象をもたれることは当たり前かもしれません。このようなことは、日常生活においてもたくさんあります。この答えも、正しいということは、認めてあげなければいけません。どんなに非常識な考え方であっても、他の人に言ってはいけないことであってもです。まず自分と違う人の考え、行動もあるということを認め、自分だけが正しいのではないという考えをもつことから、自閉症の子どもに対する本当の理解ははじまります。

また、全体の雰囲気から自分がどうすればいいのかを判断できないということも、よくいわれています。ある子が幼稚園で椅子取りゲームに参加しない。どうやって動いていいかわからない。ボーッと見ているだけ。ではわかっていないのかというと、家で尋ねるとわかっている。このようなことは、よく聞かれます。すなわち、頭の中で全体がどういうルールで動いているのかを組み立てられれば、行動できるようになるのです。

ですから、「しゃべるときは目を合わせる」「指さしをする」といったことも、教えてあげればできるのです。このことは、自閉症の人に接するときにとても大切なことです。つまり、ぶっつけ本番ではなく、リハーサルをしておくことが大切です。

⑦「目が合わない」ことの意味

自閉症の子どもは、「目を見ると心が荒らされる」「相手からの威嚇を感じるからいやだ」と言うことがあります。われわれは、目をコミュニケーションの手段として考えていますが、自分より大きいもの、強いものの目は、威嚇をあらわしていると考えることもできます。熊に出あったときなど、怖いと感じたときに目を伏せるのと同じ考えです。

⑧自閉症の人の社会適応方法

自閉症の人にとって、自閉症とは何だろう、自分とはいったいなんなのだろうということから、自分探しの旅ははじまります。アスペルガー症候群のことを書いた本では、オリバー・サックスの『火星からきた人類学者』という本があります。自分は、地球人のふりをしている火星人である、自分とは何だろう、心と体は一体だろうか、分離しているのだろうか、ということを言っています。自閉症の人の言葉に、鏡を見て確かめることはできるような気はするが、肉体が自分なのか精神が自分なのかという疑問が湧いてきて、自分が二つあるというような多重人格的なことを言う人もいます。

⑨ 図鑑的発想

ある一一歳の子どもはたいへん頭がよく、成績も全国模試で一〇番以内に入っていました。でも、国語の読解だけは苦手です。時間があるときに読んでいる本は、列車の図鑑ばかりでした。筋のある本はまったく読みません。ためしに、その子に「ノンタン」の絵本とかを見せたら、少しずつ話の筋がある本を読むようになってきました。ものの名前や部品、構造のような無機的なものだけをいくら知っていても、社会で生きていくにはたいへん苦労をしなければなりません。社会はある一点あるいは二次元的な直線の関係だけではなく、三次元的にものごとが、時間を超えて多層的に結びつくことで成り立っています。そこが感じられる本を読みましょう。そのためには、図鑑だけではなく、筋のある、人の息吹が感じられる、人の生き方がそこにある本を読ませましょう。

診療ノートから

その子どもが、調子が悪くなった時期がありました。毎日勉強をして、いい成績をとることがその子どものすべてでした。夏のお盆の時期、学習塾が休みになりました。そうするとその子は、やるべきこと、目標、自尊心を証明するものが何もなくなり、イライラしてパニックになってしまいました。その後、一時的に環境を変え、何もしないことの大切さを学ぶ機会を与えた結果、こだわりが減り、落ち着きも出てきました。毎日決められたことばかりをしないことの重要性、そのことの意味を我々にも考えさせてくれました。

その子は、文章の読解などもできるのですが、唯一不得意な科目は国語です。よくあるこんな問題「この作者は何が言いたいか?」がどうしてもわからないというのです。こういう質問は、作者の心のうちがわからなければ答えられませんし、文中に文章として出ていないことが多いですね。「行間が読めない」ともいいます。あるいは、全体の「輪郭」がわからなければ導き出せないこともあります。それから、文章で「ぼくは」と書いてある場合、当たり前ですが、「ぼく」は文章の作者であって、読んでいる「ぼく」ではありません。簡単なことですが、このことを説明することの難しさ、理解が難しい人がいることも考えてあげなくてはいけません。

⑩　自閉症の子どもの絵画

自閉症のお子さんの絵も特徴的です。人の絵が描けない子、決まりきったキャラクターの絵だけは描ける子、そのほか、ときどき自閉症のお子さんが描く絵で特徴的だと思うのは、雑誌の付

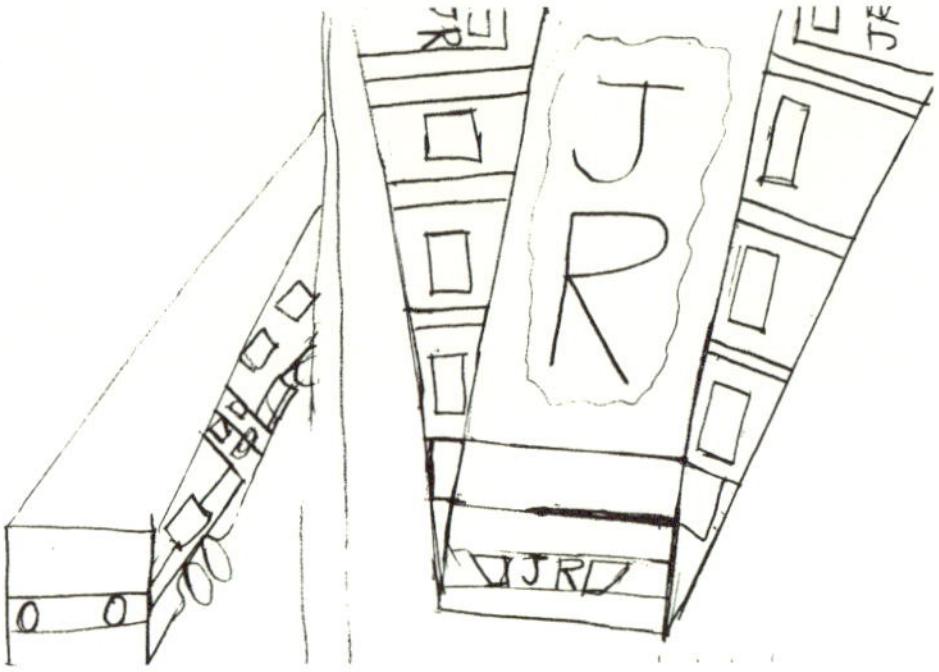

二次元から、三次元の絵を描く

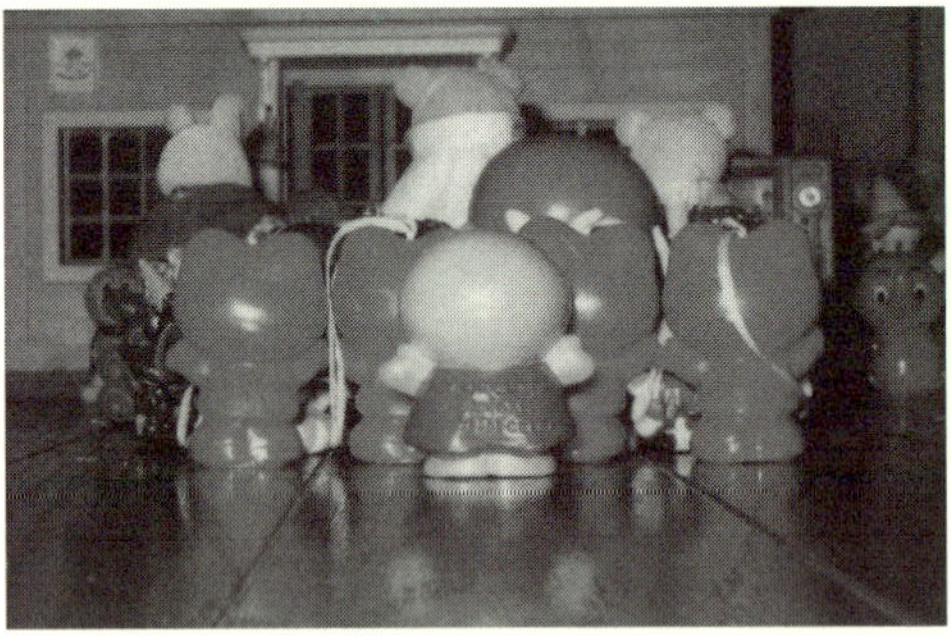

舞台を見ているアンパンマンとしてのもう一人の自分（分身）

録などで電車を組み立てるときに、展開図（パッケージの組み立て図）のようなもので、周囲を切り取り、折り目を折って組み立てると電車になる、といったものがありますが、そのような感じの絵を描く子どもがいます。このように表現できる子どもの場合は、三次元が同時に見えているようです。どのように見えているかというと、頭の中で記憶のビデオが回っているような状況だと思ってください。その中には、自分を演じている自分（分身）として、自分も登場してきます。奥行き感のない二次元の絵を描く子どもの場合は、実際のものを目の前にして、それを二次元で表現するのではなく、描いてあるものを写すという作業を行っています。このことは視覚認知の面から今後考えていく必要があるでしょう。

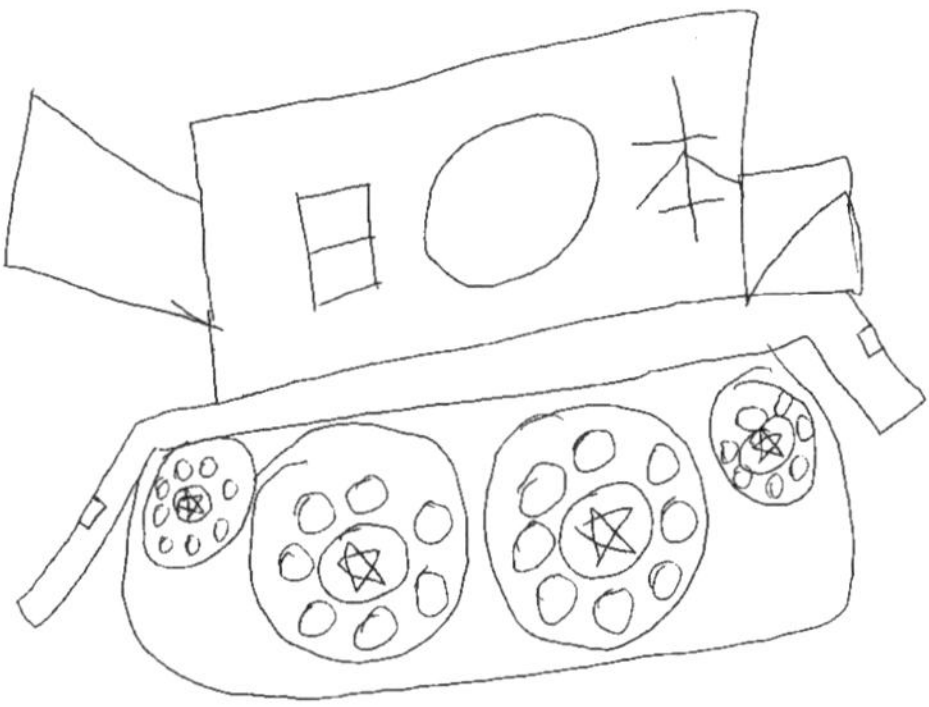

病気と闘う：戦争そして戦車

⑪　武器や戦いの絵ばかり描く子ども

また、武器や戦争、戦いなどに異常に興味があってそんな絵ばかり描く子どももいます。「この子は機械が好きなんだな」といった感じであまり気がつかれていないかもしれませんが、どのようなことか、おわかりになりますか。

我々が何げなく使っている、「世間と闘う」「病気と闘う」「いじめと闘う」などの言葉があります。「闘う」「戦う」という言葉を、具体的事物として戦争や武器と結びつけないと考えることができない人もいるということは、覚えておかれたらよいと思います。ある子どもは、入院中、病気と闘っているときだけ、またある子どもは、ほかの子どもからいじめられているときだけ、そのような絵を描きました。

言葉の意味といえば、「早くものごとをする」「心が広い」「志が高い」とかも、よく考えてみれば具体的なイメージと結びつけにくい言葉です。自閉症の人たちにはこれらの言葉が理解しにくいのも無理はないかもしれません。

それから自閉症の認知的特徴をあらわす例として、ある年齢で言葉がまだ出ないお子さんの場合、次のようなものがあります。ある自閉症のお子さんの例ですが、たとえば私がパズルを一回パッとひっくり返したとします。すると、組み上げるべきパズルの絵柄が何かはわからないのに、その子はもとどおりに並べることができます。ここでパッとひっくり返したというこの形を、ビデオのように覚えていて逆回しをします。ですから、この子は毎回同じ順番でこのパズルを入れていくわけです。ところがこの子が、コミュニケーションの手段として言葉をしゃべることができるようになると、絵を見て組み立てるようになります。カレンダーの丸暗記ができなくなる時期と一致しています。ある意味でいえば、できることができなくなったわけですが、意味を考えながらものごとを行う力ができたと考えたほうがよいと思います。

⑫　アスペルガー症候群とは？

ローナ・ウィングの考えでは、アスペルガー症候群も、社会性、コミュニケーション、想像力の「三つ組の障害」があることで定義されます。

一九九四年、ハンス・アスペルガーにより「小児的精神病質」として、社会性に乏しい異様な行動、コレクションなどものへの執着、表情と身振りによる表現の乏しさ、ものまねをしているような不自然な言語表現がある、しかし計算などの特定の領域ですぐれた能力を発揮することが発表されました。

カナータイプの自閉症と比較して、知的な能力が高い、表面的には文法的に正確な言葉を話し（まるでアナウンサーが話しているような）、一方的になりがちですが対人関係はある、などのことがみられます。言葉を話すことができても、皮肉や冗談がわからないなどのコミュニケーションの障害や、相互的な関係がとれないなどの社会性の問題から、からかいやいじめの対象となりがちです。興味の範囲が限られているので、クラスの中では、共通の話題にのれないなどのこともあります。ＩＱは正常範囲（八五以上）で、乳幼児健診で問題にされることはほとんどありません。保育園や幼稚園での集団参加では、他の子どもたちとのかかわりの乏しさなどで問題に気づかれることがあります。年齢が上がっても対人関係は難しく、また執着傾向もありますが、興味のある専門分野（研究部門）へ進むことで、世間話をしなくともよい環境に身をおき、成功している人もいます。

認知プロフィールに凹凸があり、協調運動に劣り、学習面でも学習障害とされることが多くあります。学校などの社会では、他の人には理解しがたい興味から奇人変人と見られがちです。人間関係の理解が難しい、約束事がわからない、人づき合いが下手、柔軟性に乏しく変化に対応しにくいことなどから、ストレスがたまりやすい面もあります。学校などでは「毎日行く」ことにこだわりますから、周囲からは「あれだけ毎日いじめられているのに、よく来るな」などと言われても、「いやなときには学校を休む」という回避ができないのです。

加齢や発達、そして環境により、症状のあらわれ方が変遷することも十分ご理解ください。精神的にもろく、不器用ですが知的には高く、芸術、物理、数学などある分野では大きな業績をあげることもあります。多くの場合、近親者に同様の傾向をもつ人がいます。

アスペルガー症候群に併存する障害、あるいは状態としては、語用論的障害がみられ、非言語性のＬＤとも重なります。また、発達協調運動障害とＡＤＨＤを併せもった場合には、重度のＤＡＭＰ（ダンプ）症候群（Deficits in Attention, Motor control and Perception）という診断名も使われます。ときにはＡＤＨＤ・強迫性障害・トゥレット障害に共通する行動もみられるほか、まるで統合失調症であるかのごとく幻覚や妄想を抱いてしまい、精神疾患とも診断されうる状態を呈することがあります。

⑬　アスペルガー症候群と考えられる有名人

哲学の分野ではルードヴィッヒ・ヴィトゲンシュタインを真っ先にあげる人もいるでしょう。数学の分野では「二〇世紀最大の数学者」といわれたポール・エルディッシュ（両親ともに数学者）、そしてもう一人、経済学、生物学、ゲーム理論、幾何学など広い分野で異才を発揮した数学者で、三十年間統合失調症を病みながらもノーベル賞を受賞した、ジョン・フォーブス・ナッシュをあげることができます。この人のことは『ビューティフル・マインド』という映画にもなりました。数学、物理、哲学は、ある意味で言えば、自分で考えて理屈を構築するものですし、答えは理屈で導き出すことができます。なんだかアスペルガー症候群の人にはぴったりかもしれません。

⑭　アスペルガー症候群の過敏性

アスペルガー症候群の子どもは、乳児期から、過敏で、好き嫌いが多く、特定のものしか食べないなど、いわゆる「育てにくい子ども」に属しているといえます。特に食べものについて味覚過敏、臭覚過敏があり、食感が独特であったり、においの強い、刺激の強いものの嫌いな子どもが多いようです。きのこは嫌いな子が多いですね。噛んだときのグニュという感じがどうもあまり好きじゃないみたいです。後になって聞くと「きのこ？　えっ！　でもあれは、カビの一種でしょ。なんでカビを食べるの？」と答えた子もいました。

⑮　アスペルガー症候群の世界（二つの世界）

アスペルガー症候群の人は、言葉で説明することができますから、自分の頭の中である空想の世界をつくり上げていって、その世界について語ってくれます。女の子はディズニーの世界が好きです。自分の世界を白雪姫、眠り姫、シンデレラの世界に置き換えて、これを一時間ほど衣装を着替えながら演じる子もいます。母にもある役柄（魔女のことが多かったですが）をふり、どこかで見たあるストーリーを演じていました。四歳の女の子ですが、このままでは本当に内にこもってしまい、人とのかかわりがまったく不可能になってしまうのではないかと心配しましたが、ある日ふっと、こういった遊びをほとんどしなくなりました。発達することにより奇妙な行動を隠せるようになったと思います。

頭の中で、だれもいないところで同じことを演じているようです。しかし奇妙なことに、わかっているのに、おもちゃのミルク瓶をミルク飲み人形の前で渡しても、自分でミルクを飲んで、次に人形にミルクをあげます。おまけに、おもちゃの食べものもなめてしまいます。ごっこ遊びができないのです。その遊びを人にも強要し、食べもののおもちゃを人になめろといいます。遊びを通しての人とのかかわりが、「自分」から発していることに気がつかれると思います。このことは、生涯続きます。

⑯ 自閉症の心理療法

TEACCH（ティーチ）プログラムは、広汎性発達障害の環境要因として重要です。構造化と称して、場面、順番、時間、行動パターンなどをあらかじめ示して、生活しやすい社会にするというものです。

応用行動分析は、言語的理解が十分でない低機能広汎性発達障害に用います。子どものレベルに合ったよい行動を想定し、よい行動ができれば強化子（褒美）を与え、悪い行動は無視するといった方法がとられます。

認知行動療法は、言語的理解が得られる高機能広汎性発達障害に用います。行動を変えるために前提となる考えを変えるもので、ある状態で、どう考えて行動した結果、どうなった、どうすればよかったか、などを四コマ漫画などを使って、適応させるための考え方を教えます。

気分と行動の数値化という方法は、気分を五段階に数値化し、各段階に応じた対応、リラクゼーションなどを決めていくものです。数値以外に絵、色、大小なども併用されます。

⑰ ADHDの多動・衝動性と広汎性発達障害の違い

「落ち着きがない」「多動」といってもさまざまな状態があります。原因となっているものにも、「個性の範囲」「発達の未熟性」「環境要因・家庭環境」「アダルトチルドレン」や「トラウマ」などが考えられます。加えて非言語性の学習障害や広汎性発達障害なども多動の原因となります。

広汎性発達障害の人は部分的な要素に反応し、視覚的（フラッシュバック的）な記憶に触発されて何らかの行動を起こしやすく、パターン化された感情（不安・恐怖や笑い）などにも過剰な反応を起こすことがあります。広汎性発達障害に認められる不注意とは、場面や場所の変化による意識の連続性の障害、短期記憶や記憶の保持による「注意の転換」の障害です。また、自分の行動や意図を妨害されると混乱しやすく、癇癪を起こしたりパニック状態に陥ります。ですが、言葉の意味理解が進むと、状況判断ができ、急に落ち着いてきます。あるいはまた、身体知覚障害により、抹梢部分の知覚がなかったり、行為の結果に意識がおよばなかったりと「注意」以前の認知の障害といえます。自傷や他害などの衝動抑制障害などもあげられます。

ADHDの不注意というのは、言葉の意味理解ができた後も続き、「注意の転換」や多動性に行動の衝動性が結びついた「注意の欠陥」による不注意症状です。ADHDは、まわりの人に「注意」が向かないがための自己中心的な行動や、その場にそぐわない自分の「感情」をストレートに噴出させる行動といえます。ＡＤＨＤの多動‐衝動と広汎性発達障害のそれとは違うことをご理解ください。

それから「過集中」というのがあります。いわゆる「こだわり」です。ＡＤＨＤの人はぜんぜん集中できないのかというイメージでとらえられがちですが、たとえば自分の興味のあることには一直線なので、いつもそれが頭に入っているから、余分なものは入らないのです。それも特にひとつ前のことが気になり、頭の中に残っているのがＡＤＨＤで、あんまり関係がないにもかかわらず頭の中にずっと引きずって残ってしまうのが広汎性発達障害です。簡単に言いますと、たとえば会議の席で「はい、この議題はいいですね」と言うと「さっきの……の件ですが」と言うのがＡＤＨＤに近い人。このときにまったく違う話題を言いだす人は、広汎性発達障害に近い人といえるかもしれません。社会の中で生きていければ障害という必要がないので、それにどう診断をつけるかは別のことになります。

⑱　自閉症と自我

自閉症のお子さんは、場合によって現実の世界というのはすごく自分が住みにくい、自分と関係のない違う世界だと思っているところがあります。私の診ている子どもは、「うーん今、天使モード」とか、「うーん今、悪魔モード」と言っています。自分を偽って生きているときは「天使モード」で、「悪魔モード」というのは住みやすい自分だけの空想世界に戻ることなのです。そういうところで天使の部分をできるだけ多くして、でも悪魔の部分もやはりある程度なければいけない、というような二面性をもって社会の中で生活していく規範とする方法です。これはファンタジーともいいますが、いやなときに自分の世界に逃げこむ、いわゆる自己防御の世界といえるのではないでしょうか。このようなことがうまくいかなくなり、二つの世界が入り交じるような状況になると、この方法では対応できなくなります。すなわち、自分の中で外界から閉じた状態で、自我を確立していくのが自閉症の特徴です。

⑲ 自閉症と思春期——精神疾患と間違えないためにも

広汎性発達障害では、まるで幻覚のように感じられるほどの行動や思考などが幻視、幻聴として顕著に認められることもあります。このようなことは、思春期特有の自分の外見を気にし、身体の変化が最大の関心事になる自意識過剰と思われる時期にもっとも顕著になります。

周囲の人からじろじろ見られていると感じてしまうほどの自意識過剰な状態、あるいは、人の行動を考えるためにありとあらゆる手がかりを求めて、人の顔をじっと見つめてしまうことなどがあらわれることがあります。このような変化に伴って、仲間集団からの影響は少なくなり、自意識の過剰な状態に伴う服装、活動性、行動などを毎月替えていったりしながら、さまざまな人を演じることもよくみられます。このような行動は自分を守るために、社会で生きていくために、自分を殻に閉じこめながら行っています。これらは、典型的な統合失調症の幻聴、幻視とは異なりますので、間違えないようにしましょう。

⑳ 発達障害と子育て

大人になった発達障害の人の子育てに関する難しさについても考えてみなければなりません。子どものリズムに同調できない、ものごとをすべて説明できなければパニックになる、新しいことをするのが苦手、子どもの行動を自分流に解釈する、子どもの言葉を文字通り受けとってしまうなどは、すべて広汎性発達障害の人にあてはまります。子育て支援も、発達障害をもった大人に対するサポートという考え方からはじめる必要があるでしょう。

㉑ リラクゼーションの方法を確立する

社会の中は、たくさんのストレスに満ちあふれています。自分で、気持ちや行動を抑制する方法を見つけていかなければなりません。どのように考えて見つければよいのでしょうか。周囲がストレスを理解する、ストレスの程度（相対的）を理解する、ストレスから逃避して自分が落ち着ける方法や落ち着ける場所、そして落ち着ける場所への逃避方法などをつくることが大切です。

ストレスを理解することも、理屈をつけてストレスに立ち向かうことも、最終的には重要なことです。

㉒ ライフスタイル（どのように生きていくか）

大人になり、次の世代への引き継ぎも終わると、これからどう生きていくのか、何を目標とするのかを考えていかなければいけません。一生懸命生きてきた自分から、人生を楽しむ自分に変えていく「ライフスタイル」とは、そんな考え方の根幹になります。その人個人のものの見方や考え方、生き方を確立することです。人は自分独特の意味をものごとに与えて、それにもとづいて考えます。すなわち、その人独自の人生における目標指向性や、自己決定をあらわします。固定的なものではなく、そのときそのときの行動の中にあらわされつづける、態度の集合体を「ライフスタイル」といいます。

他人と違っていてもよいと思える、自分なりの社会の中でのストレスのない生活、もしかしたらひとりぼっちかもしれません。しかし、そんな生き方もひとつの生き方です。社会の中で生きていくことが得意でない発達障害の人にとっては、もしかしたら理想の生き方かもしれません。

㉓ ひとつの大切なこと

「死」に対する理解についても考えてみましょう。自閉症の人は、目に見えるもの、具体的なものはわかりますが、「想像する」ことには困難があります。「死」ということはもっともわからない言葉だと思います。「死」という体験を経て還ってきた人はいませんから、実体験で説明できる人はいません。自閉症の人たちにとって、死の世界はファンタジーとして考えざるをえない世界かもしれません。今の世界はすごくつらい世界であり、住みにくく、生きにくい世界とすれば、ほかの世界（ファンタジーの死の世界）に、簡単に逃げこんでしまうかもしれません。具体的なイメージがなく、わからない世界、ファンタジーではまた還ってこられる世界である死の世界は、彼らにとってとても魅力的に感じられてしまうかもしれません。

診療ノートから

一二歳の男児。子どもの行動がわからないからと母親のみで受診。幼稚園から小学校低学年までは、ADHDの診断、その後、アスペルガー症候群の診断を受けたとのこと。

以前から、ひどくいじめられていたそうです。学校に行くのがとてもつらくなり、他の世界に逃げたくなってしまったためか、マンションの三階から飛び降りてしまいました。足を折っただけで済みましたが、そのときの様子が、とても変わっていました。しばらく前から母親に「つらいから死にたい」と言ってはいたのですが、あるとき、急に靴を脱いで、傘を広げて三階から飛び降りたそうです。つらすぎるので、ちょっと『メリーポピンズ』の世界に行ってこようかという感じだったのでしょうか。あるいは、人間が「死」を知ってしまった以前の状態を生きているのでしょうか。生きた後にくる「死」の存在を意識できないのかもしれません。

そういう子どもたちに、私たちは「死んではいけない」という気持ちをどうあっても伝えなければなりません。「君が死んだとき、悲しむ人がいる」――でも「悲しみ」、そのような実感のもてない人にとって、死ぬことはなんと簡単なことでしょうか。たとえどれほどの才能があったとしても、「社会での生きにくさ」は次から次へ押し寄せてくるでしょう。

でもひとつだけ、かろうじてこれを回避できそうな方法があります。アスペルガー症候群の人たちは、ときに「字義通り」の解釈をします。子どもであるならば、母親との「約束」は、一生懸命守ろうとする子も（成人になっていても）います。つまり「一生懸命生きること。それが君の使命だよ。約束だよ！」と言いつづけることです。そしてたいへんさには、寄り添ってあげることとです。生きる方法というものを具体的に考える必要ももちろんあるでしょう。間違っても彼らには「お前なんか、死んでしまえ」と断じて言ってはなりません。捨てゼリフであることも理解しない場合があります。「生きろ！」とメッセージを発しつづけることが、このような悲劇を防ぐための唯一の方法ではないでしょうか。

Ⅳ 発達障害と才能

発達障害というとマイナスイメージがもたれがちで、そう診断されることにより何らかの悪いレッテルを貼られてしまうのではないかとの思いをもたれる人は多いかもしれません。確かに、発達障害をもつ人たちは、現代社会においては生きにくさをもっていることは間違いありません。しかし、発達障害を「認知の偏り」という観点から考えると、ある一面では「すばらしい才能をもっている人たち」であるということもできると思います。人類社会に大きな業績を残している著名な科学者や芸術家などの中には、明らかに発達障害をもっていたと思われる人たちも少なくありません。もちろん、私たちはその人たちを直接知っているわけではありませんので、さまざまな伝記や論文、作品などからその人の考えや行動を推測せざるをえません。個々で取り上げた何人かの方は、みなさんよくご存じの名前であると思います。しかし、おそらくは特別な人を除いてその一面しか、我が国においては知られていないと思います。

こうしたさまざまな発達障害を有する著名人たちについて十分に考察することは本書の目的ではありませんので、エピソードなどを簡単に紹介するのみにとどめますが、どのようなものの見え方、感じ方、考え方（記憶形態と色の認知）を有する人が発達障害と考えられ、その独特の認知特性を才能として生かすことで、どのような功績を人類のためになしえたのかということを考えるために、この章を設けました。

1 チャールズ・ダーウィン

① 奇妙な癖

有名な博物学者であるチャールズ・ダーウィンの書いた『飼育栽培下における動植物の変異』という論文に、次のようなエピソードが紹介されています。架空の人物として述べてありますが、ダーウィン本人のことであることは、ほかの文章から証明されています。

彼の癖とは、「うれしい時に、手のそれぞれの指を小刻みに平行に動かし、さらに興奮の度が高まると、そのまま指を動かしながら顔の横の目の高さまで両手を持ち上げます。（中略）大きな喜びを感じると思わずこの癖が出そうになってしまうのですが、みっともない仕草なので他人に知られないように意識してこらえていました。彼には八人の子どもがいましたが、その中の娘のひとりが四歳半の時からうれしい時にまったく同じように指を動かすようになり、さらに奇妙なことに、ひどく興奮すると、父親がしたのとまったく同じように、指を動かしながら両手を顔の横に持ち上げるようになりました。しかも、ときにはひとりになってもなお、その仕草を続けることさえありました」[1)]と書かれています。このような奇妙な動作は、自閉症においてよく認められる動作に似ています。彼の認知パターンからも、このことは推測することができます。

② ダーウィンの視覚的な記憶力

さて、博物学とはどういう学問でしょうか。天候の変化は、その土地の動植物の生態系を変え、環境を変えていきます。同じ花が何世代にもわたり咲きつづけるには、媒介者であるところの花粉を運ぶ昆虫が生息できるための自然環境が必要になります。このような自然体系が成立するまでには、四六億年ともいわれる地球の営みがあります。これらを総合的に考えることに長けていたのが、ダーウィンでした。本能的な行動は遺伝をし、身体の特徴と同様に本能的な行動も個体変異がありうる、さらに適応に有利なものであれば、世代を超えて受け継がれていくという考えが、後の『種の起源』に結実することになります。

彼は医学と神学を学び、二二歳からビーグル号で五年間、主に南半球の動植物や自然のフィールドワークをした後、母方の従妹のエマと結婚し、家族とともに日々植物や動物を育て観察していました。そして多くのさまざまな分野の研究者と手紙のやりとりをしていましたが、ロンドン郊外のダウンという村に、「社交をしなくてもすむ」という理由から住みつづけました。健康にはあまり恵まれず、一週間のうち半分は床に就いていることが多かったようです。苦手としたことは、音楽を聞き分けたり、リズムを取ったりすることで、家族の笑いの種になっていたようです。

しかし、有名な博物学者に共通するたいへん性能のよい「目」と「動きを伴い消えることのない視覚的記憶」をもっていました。小さな変化や動きからさまざまな事象を読みとり、比較し思考しつつ、ものごとの関係性を観察しながら、見いだされた法則を体験として身につけ、それをもとに、ときには拡大・縮小し、延長させて思考しています。極端な言い方をすれば、まず前提となるもの（消えることのない視覚的記憶）を自分の中に見いだし、常にそれを考えの拠り所にしながら、実感としたものを頑固にもちつづけました。

ダーウィンの記憶のあり方は独特であり、「ぼくは以前によく知っていた人の顔をはっきり覚えていて、好きなように、その人たちの表情を思い出すことができるんだ」と述べ、あるいはまた父親のロバートが生前住んでいた家を訪れた際、「あの温室で五分だけひとりにさせてもらえたら、きっと車椅子に乗った父親を、まるで目の前にいるかのように、静かに思い浮かべられたのに」と語っていたと、遠縁である文化人類学者のランドル・ケインズは記載しています。このような、鮮明な視覚記憶を何十年にもわたりもちつづけることができ、何十年も前にあったことを、いかにも昨日起こったことのように話す視覚的な記憶の中には、相手の顔の表情や、着ている服、周囲の音などを含めた様子、そのときの温度や湿度の感覚などもあります。また、自分を斜め上から見ている情景（自分を客体視する）という場合もあるようです。このように、すばらしい視覚的な記憶、過去の鮮明な記憶は高機能自閉症やアスペルガー症候群の人たちの記載にもよくみられます。

ダーウィンの祖父エラズマスの後妻エリザベスの孫であるフランシス・ゴールトンは、気象学において「高気圧」を認識し現在の天気図の技術に発展させ、その成果を『気象図学』として出版しています。また彼は、ダーウィンの『種の起源』に触発され、後に「優生学」と名づけられた学問を研究します。ゴールトンの研究は定量的な方法を特徴とします。一見、質的な違いと思われて測定ができるとも思われない事柄を測定しようと考え、人々からいぶかしく思われながらも、論文『家族や病種による代表的な顔』では、顔から共通部分を消去して、その特徴を見いだすということもしています。ゴールトンは、人が異なれば心も異なり、心が異なればその作用も異なると考え、特に視覚的なイメージによる、記憶におよび起こされる光量・明確さ・色合いなど、さらに連想の速さ・連想される観念種類の統計、連想成立の時期とその強度に関する一連の研究などを行い、ダーウィンにもいくつかの問いかけをしていました。

ダーウィン自身は自分の記憶について、若いときから他の人や自分の兄弟たちとは違うことを意識していました。自分の鮮明な思考は、強い意志をもっても退けることはできない（こだわり）

とも書いています。あるいはまた、それまで無意識でいながら、ひとたび何かを想起した途端、それまで無意識だった部分の記憶までがよみがえり、記憶の量が増えていくように感じていました。

しかし、自分にとってあまり意味のないものに対しては、「私の記憶力は、ある意味では非常に貧しく、一つの日付や一行の詩さえも、数日以上覚えていられたことがなかった」、また理解力や機知もなく、形而上学や数学、純粋に抽象的な思考についていくための能力は、非常に限られたものだともいうのです。興味があるもので視覚的に動きや色のあるものの記憶はきわめてよいことからみると、たいへんにアンバランスです。

自閉症を含めた広汎性発達障害の人の中に、私たちは視覚的な記憶のあり方として、二つのパターンをみることができます。

まず、イメージする絵や写真が二次元で瞬間に出てくるパターンで、これは話をするのが得意な聴覚優位な人に多いのですが、脳裏に映る〈映像A〉について本人が話している間に芋づる式に〈映像A〉と何らかの関係がある〈映像A'〉が映ってきます。話し相手の気持ちは考えず、今度は話もA'に切り替わり、次にA'に関係のあった〈映像A"〉が浮かぶと、話もまたA"の内容になってしまいます。本人の中でのイメージのつながりはあるのですが、話し相手にとっては、話が勝手にAからA'へ、そしてA"へ変わってしまいますから、たいへん一方的に感じるわけです。

もうひとつのパターンは、ダーウィンのように三次元での動きのある記憶の場合です。過去の記憶も映画のカメラワークのように思い出すことができる人のことです。動きがあるということは、時間によっての変化も含まれているわけです。また、時と場合により両方の視覚記憶をもつ場合もあるようです。なかには、動いている乗り物の中から見ている動く景色の一瞬を、切り取るように記憶する人もいます。映像での記憶は、言葉にはなりにくいのですが、三次元のコンピュータ画像のように多くの情報を記憶できるようです。このパターンは、どちらかというと自閉傾向にある人の記憶の特徴といえます。

ダーウィンの『ビーグル号航海記』は、航海中の観察メモを下船後、出版用にまとめていますから、航海当初の記述は、少なくとも五、六年は経っていると思われます。その一部分を読んでみましょう。

「しばしば蛸（octopus）の習性を見て面白く思った。引き潮の跡の水たまりにいるのを常とするが、これを捕えるのは容易ではない。長い腕と吸盤とで、きわめて狭い岩の隙間にも体を引き入れる。いったん付着したらこれを引き離すには非常な力を要する。付着していない時は尾部を先にして、水たまりの中をあちらこちらに矢のように速く突進する。それとともに濃い栗色を帯びた褐色の墨汁で水をにごす。この動物はカメレオンのように体色を変化させるきわめて珍しい能力があって、他の目をくらませて逃れる。背景になるものの性質に従って体色を変えるように見える。深い水の中では、普通褐色を帯びた紫色であるが、陸上か浅い水の中では、その暗色が黄を帯びた緑となる。よく調べると、その色はフレンチグレーで鮮やかな黄色の小斑点が多数あった。灰色の部分はその濃さを変え、小斑点の方は次々にあるいはまったく消え、あるいは表れたりする。こうした変化によって、ヒヤシンスレッドの紅紫色からチェスナットブラウンの褐色にいたる間を変化する雲のような色彩の影が、絶えずからだの表面を移動している。どの部分も弱い電気の刺激を与えると、ほとんど黒くなる。針で皮膚を引っかいても同様の変化を生ずるが、その程度はわずかである。……」[2]

この文章の特徴として、色彩に関する表現が豊かなことに気づかれたと思います。ダーウィンは自分の見ているもの、つまり自分が認識しているものの要素として、色や形、そして形態の動き（変化）を詳細に、よくとらえています。他の文面などでも単に色だけではなく、光沢感などの質感を表現しています。頭の中のモニターで、まるで蛸の動きをスローモーションにして、文字に置き換えているようです。時間の動きに伴う変化を記憶できるというのは、その結果がどうなるのかというような推測をつけやすいということでもあります。

元来、生物が個体としてちょっとした変化を敏感にとらえられるということは、生命を保持する上でとても大切なことです。たとえば人間同士であるなら、人の顔の変化がわかり、それにより相手の気持ちを読みとれなければなりません。自分にとって敵なのか味方なのかという読みとりを誤ると、身の安全はありませんからね。ダーウィンは『自伝』の中で、ある老伯爵の知人について「……かれは率直で、こころがあたたかく、気持ちよかった。顔立ちがはっきりしていて、褐色であり、私が会った時はいつも全部茶色の服を着ていた」[3]と、ここでも色が明確に表現されています。

『自閉症だったわたしへ』の著者ドナ・ウィリアムズ*は、顔の目や鼻や口ははっきり見えているのに、顔の輪郭がはっきりしないと述べています。あるいはまた、机や椅子やチェストはちゃんと見えているのに、部屋の輪郭がないみたい、とも表現しています。部分はわかっているが、全体として見ていないということと同じことかもしれません。しかし、ダーウィンが書いた文章の中には、自然を目の前にして感動している言葉が、いくつも見受けられます。感動ができるということは、主に色の要素である色相・明度・彩度が明確に脳に入力されていませんと実感につながりませんから、このことにより、色の認知に問題はなかったと考えられます。

＊ドナ・ウィリアムズ（1963〜）
オーストラリア生まれ。幼少時の家庭環境は劣悪で、両親の夫婦げんかが絶えず、ナイフが飛び交い、ライフル銃が発射されることもあったといいます。母親はドナを妊娠したときに何度も堕胎を試み、夫以外に乱れた男性関係も多かったということです。十代の半ばごろから異性関係で心身ともに傷つきますが、人に尊敬される人間になりたいと、精神科医の励ましと自身の多大な努力で大学進学を果たします。二五歳のときに「自閉症」の存在を知りロンドンに渡り、そこで『自閉症だったわたしへ』を執筆し、その後オーストラリアに戻り、自閉症の子どもたちのための教育プログラムをつくることを目標に教育学を学んでいます。現在はイギリス在住。その後の著書に『こころという名の贈り物』『ドナの結婚』があります。

③　祖父エラズマスの視覚的な記憶力

それではダーウィンの父や祖父はどのような人たちだったのでしょうか。

ダーウィンの祖父エラズマスは、ベンジャミン・フランクリンに触発され、その後、蒸気機関の発明で知られるジェームズ・ワット、現在でも有名な陶器メーカーのウェッジウッドの創業者であるジョサイア・ウェッジウッド＊、「バーミンガムの父」といわれた製造業者のマシュー・ボールトンなどといった科学者や哲学者、実業家などの友人たちと、「ルナ・ソサエティ」（満月の日に集まる会）を主宰していました。

エラズマス自身は、地球の大気の層の構造を予言し、気象学においても寒冷前線や温暖前線を理論化しています。彼は、まるで地球の外からの視線をもって考えているかのように、地球を視覚的に客体化しています。その一方で植物についての研究では、植物の世界を等身大にとらえ、想像しえてもいます。縮尺が自由自在に、小さなものに対しては何倍にもなり、大きなもの対しては何十万分の一の状態になるわけです。すなわち、ダーウィンに受け継がれた、視覚でものを考えるという映像的思考とは、頭の中で縮尺を自由に変えられ、しかも動きや変化を敏感に察知することから生じる思考のあり方や記憶です。

*ジョサイア・ウェッジウッド（1730〜1795）

ダーウィンの母方の祖父。陶工の家の出身。一二歳で天然痘のため左足を切断し、ろくろを回せなくなりますが、独立後、類まれな発想力で当時としては画期的な陶器の販売方法の開発、工場労働者への厚生、さらに同業者を組織し、道路や運河の建設にも貢献しています。デザインや芸術に関心を寄せる一方で、パイロメーター（窯業用高温測定器）を発明するなど科学者的な一面もありました。

④ 父ロバートの視覚的な記憶力

ダーウィンは『自伝』で父親のロバートについて、強力な数字の記憶力と、人の顔の瞬時の表情認知力をもっていたことなど、その特異な能力について、かなりの紙面をさいて述べています。

「……（父は）また人の性格を直観的に見ぬく力によって、その人がたしかに信用できる人物であると感じた。それで父は全額をかれに貸してやった。そのとき父はまだ若かったので、それは大金であったのだが、その金はやがてたしかに返済された。……私の父がそなえていたものとして何よりも目だっていたのは、人の性格を見ぬく能力であり、またほんのわずかな時間会っただけの人の考えさえ読みとってしまう能力であった。父のこの能力を証明する例はたくさんあるが、その中のあるものはほとんど超自然的なもののように思われる。父はこの能力のおかげで価値のない友人をつくらないですんだ（ただ一つだけ例外があったが、その男の性質はすぐに暴露された）。ひとりの見知らぬ牧師がシルスベリにやってきて、裕福そうに見えた。みんながかれを訪問し、かれもたくさんの家に招かれた。父もその男を訪ねたが、帰宅すると姉たちに、その男も彼の家族も絶対に家に招いてはならないと言った。父はその男を信用できないとつよく感じたのである。二、三か月後にその男は突然逃げ去ってしまった。多額の借金を背負っており、常習的な詐欺師とどっこいどっこいであることが判明した。他方、あえてそうする者はあまりないと思われるほどの人に対する信頼性を示す例もある。まったく未知であったアイルランドの一紳士が、ある日父を訪ねてきて、財布をなくしたのですが、アイルランドからの送金を受け取れるまでシルスベリで待っているのは都合わるいのですと話した。かれはそれから父に、二〇ポンド貸してくれるように頼んだ。父はその話が真実だと感じたので、すぐに貸してやった。アイルランドから手紙が届く期日になるとすぐ、溢れるばかりの感謝をのべた手紙がきた。その人が言って帰ったところによれば、それにはイングランド銀行の二〇ポンド紙幣が同封してあるはずだった。ところが紙幣は同封されていなかった。私は父に、このことで動揺を感じませんかとたずねてみたが、父は『少しも感じないね』と答えた。次の日、前日の手紙に紙幣を入れ忘れたこと（まったくのアイルランド人らしく）を深く陳謝した手紙が来た。……かれは鋭い観察力をもっていて、どんな病気でもその経過をじつにぴったりと予言し、手当てのこまごました点まで数々の指示をした。シルスベリのある若い医師は父をきらっていて、父がまったく非科学的だといつも言っていたが、病気の終わりまで予言するかれの能力は比類ないことを認めていたと聞かされたことがある。……父は異常なほどの記憶力の持ち主だった。特に日付については、ずいぶん老年になってからも、シュロップシャーの多くの人たちの誕生日や結婚記念日、また死亡した日を知っていた。あるとき、父は私にこの記憶力がかれを悩ませているのだと語ったことがある。それは、父は一度、日付を聞くと忘れることができなくなってしまい、そのために多くの友人の死が頻繁に思い起こされるからだというのであった。その強い記憶力のおかげで、父は異常なくらい多くの珍しい話を知っていた。……」[3)]

周囲の人がだまされても、父親だけは、常に自分の判断により、だまされることなく、またはじめて会った人でも、信頼に足る人であると父が判断した場合には、大金を貸すこともいとわず、その後返金されたということが記されています。さらに、ロバートは他人の顔の認知力がたいへんにすぐれていました。人を判断するということは、決して顔だけにとどまりません。話の内容に伴うその人の目の動きや顔色、顔の皮膚の動き、声の質、受け答えのタイミング、ヘアスタイルや体型、服装など、見聞きしたものを人の脳は瞬時に統合して判断をするわけです。

ダーウィンの父親のロバートの頭の中には、信頼に足る人についての分類データがいくつも入力され、それらが瞬時に比較されているようです。植物の詳細な変化を観察するように、視覚記憶のファイルデータがあればこそのものです。直観力で人を見極めるともいいます。これは社会で生きる上でもっとも必要な能力かもしれません。友人をつくるにも、結婚相手を見いだすにも、もちろん仕事上でも、「人を読む」力は必要です。言葉を話すことの少ない自閉症の人の中に、じつはこの能力の高い人がいることは、以前から知られていました。

⑤　聴覚優位性と視覚優位性

しかし、人の顔の認知についてだけをいいますと、これとは逆に、視覚的な記憶がまったく苦手な人もいます。

先述したドナ・ウィリアムズのように、目や口は見えているのに顔全体の輪郭が見えていないという人を「相貌失認」ともいいます。そしてもうひとつ、目の前の人が笑っているのか、怒っているのかという表情が読めない人を「表情失認」といいます。顔の動きが「拾えない」のです。あるいは動きが拾えても、その顔が意味している感情というものの理解ができないということがあります。相手の感情が読みとれませんから、共感をすることが難しくなります。相貌失認の人は、目の前の人と話をしていても、それがだれなのか声の質で判断しなければなりません。しかし、このような人と話をしているこちらにはそのことがまったく伝わってきませんから、自分と同様に見えているのだと勝手に理解してしまいます。

自身が自閉症でもある翻訳家のニキ・リンコさんはその著書[4)]で、人の顔が覚えられないことや、会っていただけでは覚えられない顔も、写真に相手の顔が写ってからは、それに近い表情のときには見分けられるようになったことなどを書いています。つまり本当の三次元の立体の顔は認識できなくとも、二次元の写真や絵からの情報であれば頭の中に入力できるということです。

こういった症状の人は、聴覚がたいへんすぐれているという特徴があります。「耳もとにテープレコーダーが付いている感じ」と言う人もいます。このような人の場合、理屈で考えることや語学には強い傾向があります。しかし、見ることについては、先述したように何らかの不備がある場合が多く、立体を平面図にしたり三角形や折れ線グラフを描くといった数学の問題や、美術などは苦手な場合がみられます。

また、これとは逆のダーウィン親子のような場合を「視覚優位性」といいますが、目で見て考えることが得意な傾向にあります。こういった人は三次元からの情報を頭の中に入力するのは得意なのですが、その逆に二次元の文字などを認識することは苦手な場合があります。聴覚優位性の人と比べて、頭の中でものごとを組み立てて言語理解をする前に、映像を使って考えています。この聴覚優位性と視覚優位性は、主に心理検査に反映されますが、ときにはどちらともはっきりしないという場合もあります。視覚優位の人でも、大人になり自分の中にある映像での思考を言語化する機会が多くなれば、言語表現力は増していく場合もあります。

⑥　ダーウィン家のディスレキシア（読み書き障害）

ダーウィンには、発達障害にみられる他の特徴もあります。孫のグェン・ラヴェラは著書[5)]の中で、わざわざ「後の心理学者たちのために」と付記しています。家族内で文字並べのカードゲームをしたときのこと、祖父（ダーウィン）は盤の上のMOTHER（マザー・母）という文字をじっと見つめてから「MOETHER（モーザー）だって、そんな単語はないぞ」と言ったという逸話を記載しています。ディスレキシアにはさまざまなタイプがありますが、文字の順を違えて読んだり、またスペル間違えが多くみられます。ダーウィンは八歳のときに母親を亡くしていますので、MOTHERの単語そのものを使いなれていないということを考慮する必要はあるかもしれません。しかしグェンは『ビーグル号航海記』の中にも、同じような単語のスペル間違えを指摘しています。一度間違ってスペルを覚えてしまうと、なかなか修正のきかない場合があります。なお、ダーウィンが結婚後に書いた論文には、妻のエマや子どもたちに助けられ、そういった特徴はみられないようです。

ディスレキシアは、家族内に同じタイプの遺伝をします。ダーウィン家の場合には、一〇歳で亡くなった第二子で長女のアニーと、第九子で五男のホラスに遺伝しています。アニーの綴り字については「文字によって傾斜がばらばらで、字によっては丸みをつけた文字もあった。スペルもいいかげんで、ときには文字や単語の書き忘れもあったが、それでもアニーは正確さや、美しさにこだわることなく書くことを楽しんだ」[1]とあり、写真で見るかぎり、確かにアニーの文字は丁寧さのない、むしろ乱暴な感じさえします。それでも〝美しさにこだわらず〟文章を書いて表現することを楽しめる環境というのは、ディスレキシアの子どもたちの教育を考える上では、たいへん重要なことです。

ホラスについてグェンは、「ホラス叔父がスペリングを覚えるのが苦手で、（ケンブリッジ大学でかつて行われていた）予備試験に合格するのにとても苦労したという話を聞くと、叔父に対して何ともいえない親しみを感じる」[5]と記しています。

⑦　線と色

私たちは三次元の立体を二次元（平面）に表現するときに、主に二つの描き方をします。ひとつは線を用いての表現、もうひとつは色（明度）を用いての表現です。マンガなどはどちらかといえば線画の部類ですね。浮世絵を含む大和絵といわれているものもそうです。着物の文様を細かく描きこんでいるわりには、顔という立体の部分は、申し合わせたようにみな同じような顔立ちに描かれています。他方、立体を意識する人の場合には、色（明度）による表現を好みます。

視覚優位の人たちの学びの場である美術大学の大方に、実技試験ではデッサンがあります。ここでは陰影を面で表現できないと合格は難しいといわれています。テクニックの問題はありましょうが、明度差を鉛筆なり木炭なりで表現する中には、その人のもつ明度のバランスが描きこまれます。つまり頭の中に確実に三次元の立体を描けなければならないということになります。そして対象物がいくつかあるときには、その前後間という関係性、光の当たり方によっては、互いの影の映り込みも理解し、再現ができるということが必要になります。物を写すということでいえば、光学レンズについても線的なとらえ方をするものと、明暗をとらえるものとがあります。大まかに言いますと、日本のカメラのレンズメーカーは、主に画面のすべてにピントが合い、被写体の際《きわ》が明瞭に写ることに主眼をおきます。際といいますのは、私たちの目には線となって入

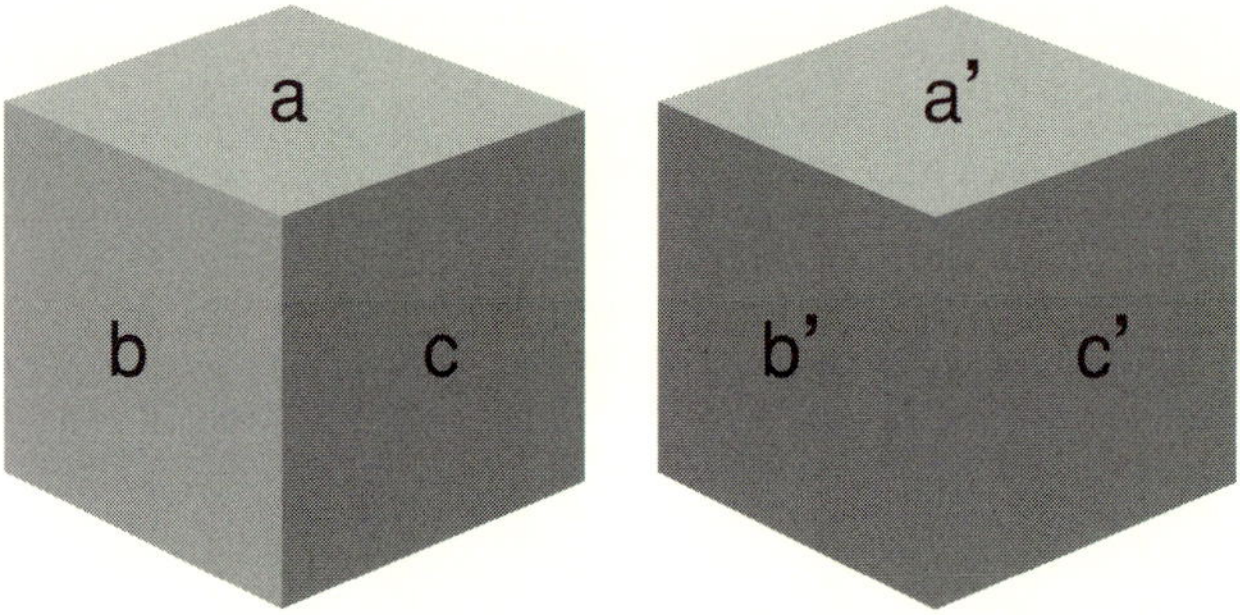

図のa、b、cの各面の明度差を視認したときに立体を感じますが、右図ではb'、c'の明度差がないため立体感は薄れ、二次元の平面的なものとして感じられます。

力してくるもので、そのような輪郭のとらえ方は、ひとつの安心をよび起こすのかもしれません。それとは逆にヨーロッパのカメラメーカーの場合には、明暗による段階の細かさに重点がおかれます。つまりいかに立体感ある表情を出すのかを開発の主眼にしており、より立体感のある映像を求めます。彫刻や建築空間などを撮る場合には、三次元空間の豊かな陰影を表現しなければなりませんから、こちらのタイプが好まれるゆえんです。

また小さい子どもの絵本に、ディック・ブルーナーの描く「ミッフィーちゃん」がありますね。人間のようなウサギの子どもが主人公の絵で、お口は×印で描かれています。そしてアウトラインは単純で、かなり太めの黒いラインが引かれています。なぜこれが子どもの絵本として評価が高いのかといいますと、一般的には多くの幼児が色よりも先に、アウトライン、つまり線の優位性をもっているらしいことがいわれているからです。

際立つ線の優位性と色の優位性をもつ二人の異なるタイプのお子さんの話をしましょう。

まずはじめに線の優位性をもつお子さんですが、そのお子さんは話しだす前に文字を理解しました。ときにアスペルガー症候群の人の中にみられることがあります。このお子さんがハイハイをしだす前におばあさんから、積み木が送られてきました。正方形で五センチメートル角の薄い積み木の表には、黄色く塗られたアヒルの絵が描かれ、裏にはひらがなの「あ」が描かれたものです。お母さんはまず表を見せ「アヒルさん」と言い、裏に返して「あ」だね、といったぐあいに遊んでいたそうです。一か月ほどして子どもがハイハイをしだし、お母さんは何かの折に「あー」と言ったそのとき、その子どもは積み木の中から「あ」の積み木をもってきたというのです。驚いて他の言葉を言うと、その積み木を間違えなくもってきたそうです。それはみな、ひらがなが書かれている側を向けてもってきていたそうです。色や絵よりも、このお子さんの場合は線の優位性、そして文字の優位性という言い方もできます。

幼稚園に入園したころ、遊びに来ていた母親の妹さんが、このお子さんが人の顔の表情が読めていないことに気づきました。学校に入学すると、理解力や聴覚で覚える力はたいへんにすぐれていました。が、だれにでもかまわず好きな電車の話をしてしまいます。今はもう中学生の彼に、なぜ電車が好きなのかと聞きますと、「時刻どおりに運行するでしょ。バスは、信号で止まるときもあれば、止まらないときもあり、常に決まっていないのがいやだ」と言うのです。「それに電車のホームで待っていると、駅のアナウンスがとても耳に心地よく響いて、いつまでもそれを聞いていたい」とも言うのです。このお子さんと話をすると、話の内容が、突然変わってしまうのですね。それについてご本人は、芋づる式にイメージの絵が出てきて、話をしているとまたそれに関連したイメージの絵が出てきて、それについて話したくなると言うのです。

　これとは反対に、線の認知が難しいお子さんもまたいます。神経細胞についての研究者エルヴィン・ネーアー*のたとえを用いてお話ししましょう。みなさんの頭の中に、線画の「ゾウ」を横から見たところをイメージしてみてください。色や動きが伴いますと話が複雑になりますから、ここはシンプルに、黒いマジックなどで描かれた線画としましょう。長い曲線の鼻や鋭角に尖った牙、ゆったりと丸みを帯びた背中の曲線、長めに垂れ下がった細くて先が尖った尻尾、足は太く垂直に、こんな線画ができると思います。しかし、線が十分に見えていない人にはどのように目に写っているのかといいますと、たとえば緩やかな曲線が見えていないと背中の丸みや鼻のラインが消えてしまいます。また、垂直の線が見えていませんと、四本の足のラインが消えて見えます。鋭角部分が見えていませんと、牙の先や尻尾の先が消えて見えます。これはどのようなことかというと、さまざまなラインのタイプによりそれを受け取る神経細胞が働いているということです。緩やかな曲線に反応する神経細胞が欠損しますと、「ゾウ」の背中と鼻が消えた状態の見え方になりますから、パッと見たときにこの絵を「ゾウ」だと認識できなくなります。「ん…

…なんだろう？」というわけです。同じように鋭角に反応する神経細胞が欠損しますと牙と尻尾の先が消えた状態になりますから、「ん……ゾウみたいだけれど……」ということになります。水平線・垂直線・斜めの線・緩やかな曲線・急な曲線・鈍い角度・鋭い角度など、それぞれを認識する神経細胞がすべてそろっていませんと、「ゾウに間違いない」という認識にはいたりません。

＊エルヴィン・ネーアー（1944〜）
　ドイツの生物学者。神経細胞とその他の体細胞が互いにどのような関係にあるのか（細胞内に存在する単一イオンチャンネルの機能に関する発見）などについての研究で一九八九年ガードナー国際賞を受賞し、一九九一年にベルト・ザクマンとともにノーベル生理学・医学賞を受賞しています。

　では、線の認識の延長として、それを文字に置き換えてみましょう。このお子さんは成長した後に、小学校低学年時の文字の見え方について、「ひらがなの丸いところや、鋭角がよく見えていなかった」と言うのです。ひらがなには「ま・は・む・る・お……」など小さく丸状になる部分が数多くありますね。そして「れ」を手書きで書きますと、左下と右上の折り返す部分は鋭角になります。加えて数字の「2」を手書きで書きますと、左下の折り返す部分が、やはり鋭角になりますね。その部分が、まったく見えていないのではないのですが、はっきりしない見え方だったそうです。そのお子さんが書いていたひらがなの特徴は、たとえば「は」を書くと、縦棒はそのまま左に書き、丸くなったところが右に書かれていました。「ま」なども同様でした。「る」と「ろ」の区別も難しかったそうです。また「れ」は、まさか鋭角部分があるとは思わず、鋭角部分を曲線で書いていましたから「わ」のような状態でした。「われ」と書いてあると「わわ」と読んでよいのか「れれ」と読んでよいのか、わからなかったそうです。「あ」は「の」のように丸いところもあれば、鋭角の部分もあり、「お」との見分けが最後まで難しかったと言っていました。数字の「2」はアルファベットの「S」の左右反転したようなものになっていました。

では、いつから正しい書き方を理解したのかというと、小学三年生ごろ、学校の先生がこのお子さんの書いたノートに、赤のフェルトペンで正しい字を書いてくれたときに、理解できたそうです。黒い線で書かれたものより、色の認知がよかったわけですね。このお子さんの特質は、色のついた記憶はいつまでも忘れないことです。その後は、文字をカラフルにグラフィック処理して、飾り文字や立体的に見えるように影をつけて三次元処理をすると、その映像がそのまま長期記憶になる特性を生かして、漢字を学んでいきました。覚えるときには、整然と並んだ文字より、大小さまざま、向きもいろいろに変化があったほうが記憶に残りやすいことを利用し、ノートではなくコピー用紙に楽しく書いていたそうです。色の優位性をもつ人の場合、三次元の立体把握が非常に得意な場合が多いようです。

⑧　ダーウィンの子どもたち

ダーウィンと妻エマの間には一〇人の子どもが生まれています。そのうち第二子の長女アニーは一〇歳で、第三子の二女メアリー・エレノアは生まれて二週間で、第一〇子の六男チャールズ・ウェアリングは三歳でそれぞれ亡くなっていますので、成人に達した子どもは七人ということになります。ダーウィン自身、子どもの発達についてはたいへんに興味をもち、長男のウィリアムが生まれたときから観察を続け、後に『赤ん坊の自然史学』にまとめています。孫のグェンは、「子どもたちの特質をすべて足すと、一人のチャールズ・ダーウィンになる」という表現をしています。ダーウィンの部分をもつ子どもたちについて、ここでは一人ひとりの主に特異なところについて紹介しましょう。

〈第一子・長男ウィリアム〉

ダーウィン家で唯一健康な人で、後年、銀行の経営者となっています。几帳面なところがありましたが、彼に輪をかけて几帳面で規則を尊ぶ夫人と結婚生活を送っています。子どもはいませんでした。言語にたいへん興味があったようで、ラテン語、ギリシャ語、フランス語、ドイツ語、イタリア語などの古典を毎日少しずつ読んでいたようです。聴覚の優位性は語学好きというところに表現されるようです。

行動面では、グェンはこのように描いています。「父ダーウィンの葬儀のとき、伯父は長男で喪主でもありますから、最前列の席に座っていましたが、隙間風が気になり、そこで伯父は頭の上に黒い手袋をちょこんとのせ、大会衆が見守る中、式の間中そうやって座っていたそうです」[5)]――ウィリアムはその行為がその場にふさわしいか、ふさわしくないのかについて、一生判断に困っていたといいます。他人がそうした行為をどう思うのかということに考えがいたらないところがあったため、知識や理解力は人並み以上のようでありながら、他人からは「ちょっと変わった人」と思われていたようです。

〈第二子・長女アニー〉

アニーはダーウィンにもっとも似ていたと思われます。視覚優位な父親と同じ部分を色濃くもっていたとともに、父親と同じディスレキシア（読み書き障害）で病弱、そして植物や動物が大好きだったようです。性格は妹のエティーと異なり、愛想がよかったことがいわれています。父親似の色覚の優位性をもちあわせていたようで、父親がビーグル号航海中に携帯していた色見本を使い、身のまわりのものの色あてを楽しんでいたようです。プレゼントされた日記帳には一行の文のみが書かれて後はそのままになっていることから、文章を書くことへの興味はあまりなかったようです。一〇歳のとき、病気で亡くなっています。当時の症状のまとまった記録はなく、小児性の結核ではないかといわれています。その後、ダーウィンは他の子どもたちについても

「遺伝的病弱さ」について心配をするようになります。ダーウィンは『種の起源』の最終の原稿に、アニーへの思いを綴っています。

〈第三子・二女メアリー・エレノア〉

生後二週間で亡くなります。当時は、一歳を過ぎるまでに亡くなる割合が五人に一人でした。

〈第四子・三女エティー（ヘンリエッタ）〉

この人は、聴覚優位な人の代表ですね。きわめて几帳面で神経質、そしてすべてにおいて細かい人だったようです。長女のアニーとはまったく性格が違い、単刀直入な物言いで、よくいえば聡明なところがあったようですが、気の合わない家庭教師に理屈をこねて辞めさせる事態を招き、母親がとりなしています。彼女についてよく書かれているのが、「一三歳より朝食はベッドの中でとり続けた」というもので、微熱が出たときに家庭医から言われたことを一生守りつづけるといった、権威に弱いかたくなさがうかがえます。疲れると会計簿をつけ、投資の状態を調べるなど、数字が好きな面がみられます。孫のグェンからすると彼女は「風変わり」で、洋服の色柄などにはまったくお構いなかったそうです。色に興味がもてなかったようです。後年、『人間の由来』の執筆を手伝ったエティーについて、ダーウィンは「私の最愛の助手にして仕事仲間」とよび、「私の知る限り世界一信頼できる批評家」[1)]と友人に語っているように、決められたことを守り几帳面であることや、非常に細かいことに気がつくといった性格を、父親のダーウィンは自分の原稿の校正という仕事に、生かしているわけです。エティーには、子どもはいませんでした。

〈第五子・二男ジョージ〉

グェンは自分の父親ジョージに対し、「ときには妙にぎこちなく、気がきかないこともありました。あたたかい率直な性格ですが、人の表情をすぐに読み取れず、物事を額面どおりに受け取りがちで、気分の浮き沈みも大きく、ときに外国語の知識を自慢し、名誉や勲章を無邪気に喜ぶことがあった」[5)]と綴っています。率直で素直なことのエピソードとして、グェンはこうも書いていますす。グェンの母親と交際のきっかけをつくった叔母の言葉として、ジョージについて、以前は思いやりがないように思えましたが、ティーポットを見たら女性にお茶をすすめ、またケーキを配るなど気をつかうことを少しずつ学んでいったことを述べています。言われなければ気がつかないのですが、言われれば行えるタイプの人だったようです。

ダーウィン家の兄弟の中では、世慣れてはいたようです。ケンブリッジ大学の数学科を卒業し、その後弁護士の資格を取得したものの、病弱のために開業にいたりませんでした。グェンがいうように人の内面を読みとれない人であるなら、弁護士という職業は適職ではないでしょう。その後、ケンブリッジ大学の天文学の教授となっています。

ジョージと妻のモード・デュ・ピュイとの間には、四人の子どもがいます。その第一子で長女のグェンは画家・木版画家となり、また著書『思い出のケンブリッジ』を著しています。ダーウィン家の人々を、画家の目を通して鋭く描写し、ダーウィンの息子であり自身の父親であるジョージについて、あたかも発達障害について既に熟知しているかのような表現がみられます。グェンの弟で第二子の長男チャールズは、科学に興味をもっていましたが、父同様にケンブリッジ大学で数学を学び、後年、国立物理学研究所所長を歴任しています。またその妻は天文学者で、五人の子どもたちもそれぞれ科学者となっています。

ジョージの二女であるマーガレットはジェフリー・ケインズ（経済学者のジョン・メイナード・ケインズの兄）と結婚しています。その息子のリチャード、そのまた息子が、ダーウィンの研究家でもあり文化人類学者のランドル・ケインズとなります。

〈第六子・四女ベティ（エリザベス）〉

冒頭（一〇三ページ）で、父親と喜ぶときの指のしぐさが似ていたと記載のあったベティですが、幼児期のおしゃべりの仕方が少しおかしいことに、ダーウィン夫妻は気づいていました。ここは正確を期してランドル・ケインズ記載の文面を見てみましょう。「お話を読んでもらっているときや、何かを見つめているときなど、手近にぶらさがっているものをじつに奇妙な手つきでいじり回したり、チャールズが以前よくやっていたように、自分の指をひねったりするのです。数か月するとベティはしょっちゅう上の空で、一時間も引きこもって、独り言をつぶやくのが、癖になりました。しかもその邪魔をされるのをいやがるのです。自分のチック症のことをすごく気にしていたチャールズは、ベティに特別な親近感を抱いていました。他人には隠していたひとつの癖が、娘の癖と驚くほどそっくりなのです」[1]とあります。成長後も、「ハンカチをポケットから取り出すことや、コートに腕を通すことにも不自由でした。……不器用で鈍重な大きな身体、ひときわ大きなドラマティックなしぐさ、その動きの力強さと雄大さといい、感情の自然な流露といい、まるでジオット*かドナテッロ*の描く絵のよう」[5]――精神をその場に合わせてコントロールできないことがうかがえます。また、「自分の生き方も時々だれかに手伝ってもらうか、指示されないといけないのです」「日常一人でできることは、花を摘み、活け、母親と一緒の簡単な毛糸網（木枠に釘のような針がさしてあり、毛糸をひっかけるだけのもの）」[5]――筋肉と知能の問題があったと思われます。一生独身で過ごしました。今でいうところの中等度の自閉症と考えられます。ダーウィンはベティの存在により、本能的な行動と遺伝とは深く結びついたものであることを、その後強く意識していきます。

*ジオット（1267～1337）
イタリアのゴシック期を代表する画家・建築家・彫刻家です。チマブーエの門弟となり、また精神的には、聖フランチェスコに大きく影響された画家ともいえます。アッシジでは教皇庁により推進された聖フランシスコ聖堂上堂の壁画に携わり、一三二〇年ごろにはローマのサンピエトロ聖堂のためのモザイク『ナヴェチェッラ』、フィレンツェでは『栄光の聖母』など、多くを描いています。また代表的な二八面の『聖フランチェスコ伝』の図像では、三次元の空間構成や、描かれている建築そのものが主題にふさわしく改変され、空間の絵画性を強め

ています。さらにそれまでの絵画とは異なり、人間の顔の表情も熟達し、やさしく表現されています。当時の画材の革新が、ジオットの鮮やかな赤（バーミリオン）や青（ウルトラマリン）の特徴的な色づかいともなっています。他にフィレンツェ花の大聖堂の鐘楼の一階部分がジオットの設計となっています。

*ドナテッロ（1386〜1466）

ルネサンス期イタリアのフィレンツェ生まれの彫刻家で、大胆な写実的な表現を得意とし、ミケランジェロに多大な影響を与えました。現在フィレンツェのシニューリア広場には、ミケランジェロの『ダヴィデ』などとともに、ドナテッロの作品『ユディトとホロフェルネス』があります。

〈第七子・三男フランシス〉

健康面ではうつ病の発作に悩みがちだったことがいわれております。美術や文学を理解できなかった兄弟の中にあって、珍しく芸術を理解するところがありましたし、音楽が好きでフルートやオーボエ、バスーンなどの演奏も楽しんでいたそうです。グェンはフランシスについて、趣味のバランスのよさと正直さ、そしてメランコリックな部分について、こう描写しています。

「ペンをとればセンスのよい文体と軽妙なタッチで書き、すてきな随筆集を二冊出しました。独特の話し方とユーモアのセンスがまたすばらしいものでした。叔父のこういうところが、子どものバーナードとフランセスの考えや書いたりするものに深い影響を与えたことは間違いありません。……社交場の嘘について『一生懸命やりますよ、だが、私はその気はあっても、すぐに嘘がつけるほうではありません』……叔父は小さい時からずっとメランコリックな気質だったようです。叔父が出産（第一子のバーナードを出産した直後に夫人はなくなっています。）と病気に対して恐れを抱いていたことは当然でしたが、そのメランコリーはもっと深いところにかかわるものでした。叔父がふさぎこんでいる時は、慰めることもむずかしいものでした。まるで希望の泉がまったく枯れたようになるのでした。時にはゴルフをすることさえ、むしろマイナスになるのではないかと思えました。ゴルフをするたびに、かえってすっかり気落ちして、『こんな下手な奴が、どこにいるものか！』といいながら帰ってくるのでした」[5]

また、野心のないこととして、叙勲などには無関心だったほか、後年、ケンブリッジ大学の植物学の教授職が空席になったとき、当然フランシスが有力な候補になれたにもかかわらず、自分より若い人のほうがその職を必要としていると言い、立候補を辞退しています[5]。人間としては、非常に控えめで、思いやりのある印象をもちますね。

フランシスは子どもたちの中で唯一の博物学者となります。機械いじりの好きな男兄弟の中にあって、ひとりだけ動植物に興味をもち、ダーウィンの助手をつとめ、後にケンブリッジ大学の植物学部で植物生理学を研究し、講師および上級講師をつとめています。その後、ダブリンの英国学術協会会長になっています。

先妻のエイミー・ラックとの間に第一子の長男バーナードが、後妻のエレン・クロフツとの間に第二子の長女フランセスが生まれています。二人の子どもたちは、詩人となっています。

〈第八子・四男リズィー（レオナード）〉

堅実・実直を絵に描いたような性格だったようです。英国工兵隊大佐をつとめたのち、王立地理学会会長やダブリン優生学会会長になっています。先妻を早いうちに亡くし、その後にリズィーに輪をかけたように堅実で几帳面なミルトレッドと結婚をしていますが、どちらの結婚相手とも、子どもはいません。

〈第九子・五男ホラス〉

病弱でディスレキシアのこともあってか、ダーウィンを最後までハラハラさせた息子のようです。しかしダーウィン自身も学校時代は出来が悪く、父親からもどうやら理解されていなかったらしいのです。父親譲りの視覚優位性をもったホラスは光学器械の設計者となり、精密機器をつくる「ケンブリッジ科学機器会社」*を設立していますが、それを甥や姪たちは、スペリングが苦手なのにと心配するわけです。子どもの世界からの眺めは、大人の仕事社会や人間関係を通しての実際が見えませんから、子どものころの弱点がいつまでもそのままであると感じがちです。しかし、発達障害の一部の人には、それを上回る発想力をもって、やりがいのある、その人にしかできない仕事をしている人が多いものです。後にケンブリッジ市の市長に任命されています。年とともにディスレキシアを上回る実務能力と健康に恵まれていったようです。
ホラスには長男のエラズマス、長女のルース、二女のノラという三人の子どもたちがいます。
ノラは結婚後、『ダーウィン自伝』の編集をしています。

*ケンブリッジ科学機器会社
　この会社でつくられた計器の一つの使用例として、ダウン症の研究者であるジョン・ラングドン・ダウン博士は、ダウン症の子どもの、頭蓋や頭囲、鼻根部から後頭部の後頭突起間距離、前頭部の広さなどの計測に使用していました。現在も王立アールズウッド博物館に保存されています。

〈第一〇子・六男チャールズ・ウェアリング〉

ダーウィンの妻エマが四八歳のときの子どもで、夫妻もこの子どもの発達の遅れには気がついていたようです。後年、ダウン症であったらしいことがいわれており、三歳で亡くなっています。
ダウン症であったらしいというのは、当時長男が撮ったチャールズ・ウェアリングの写真と、ダーウィンが息子を評した言葉、そして出産したときの母親の年齢、おとなしい気質などから、ランドル・ケインズが小児科医に意見を求めた結果の判断でした。後年、ダーウィンはジョン・ラングドン・ダウン博士*と文通をしますが、博士がダウン症を他の知的障害と区別し、症状群として発表したのが一八六六年ですから、一八五六年生まれのチャールズ・ウェアリングについて、当時のダーウィンは理解をすることはできなかったでしょう。しかし夫妻でたいへん慈しみをもって接したことが述べられています。[1]ダーウィンとダウン博士の文通での交流については、ダウン博士の二一歳で亡くなった長男エヴェレイがほぼディスレキシアであっただろうことがいわれており、また孫の一人はダウン症でもあることから、互いの研究ということ以上に、発達障害の子どもの父親という共感につながるものがあったのではないでしょうか。ジョセフ・フッカー*との交流においても家族の病気や不幸について、ダーウィンは非常に敏感に、相手の心配や悲しみに寄り添っています。

一八五八年の七月にリンネ学会で、ウォレスの論文とともに、ジョセフ・フッカーとチャールズ・ライエル*とが、ダーウィンに代わり自然淘汰説の要約の発表をしています。学会での大事な発表があるにもかかわらずこの日に欠席した理由として、ダーウィンは障害をもって生まれ幼くして亡くなった息子チャールズ・ウェアリングの棺に寄り添い、教会の墓地に赴いたと、ランドル・ケインズは記しています。

*ジョン・ラングドン・ダウン博士（1828～1896）とダウン症
　薬剤師兼食料雑貨商兼リンネル商を営む父ジョセフの六人兄弟の末っ子として生まれ、一四歳で学校をやめ、家業を手伝いながら薬剤師の資格をとり、新製品の開発に成功しています。その後ロンドン大学医学校に入学し、医学士号を取得するや知的障害者のためのアースウッド精神薄弱者収容施設の任にあたります。メアリー・クレインと結婚後、一八六二年、ダウン症の口に関する論文を『ランセット』誌に発表し、また研究用写真撮影も行

い、ダウン症の本格的な研究の開始となります。

一八五八～一八六八年までアースウッドでは初代施設長をつとめ、その間多くの患者を観察し、その中から特徴ある症状をもつ一群の精神薄弱を記載しています。一八六六年発表の論文中の症状の記載は、ダウン症の特徴をよく伝えています。「髪は本当の蒙古人ほど黒くはなく褐色がかり真っ直ぐで乏しい。顔は平たく、隆起が少ない。頬は丸く側方にはりだしている。目は斜めについており、内眼角は通常より互いに距離が開いている。眼裂は非常に狭い。前額は目を開ける際、いつも眼瞼挙諸筋が後頭前頭筋の助けを受けるので、横にしわが寄っている。唇は大きく縦裂があって厚い。舌は長くざらざらとしている。鼻は小さい。皮膚はちょっと汚れて黄味がかっており、弾力が乏しい。それは身体にとって皮膚は広すぎるという外見を与えている」ダウン症について、当時は「蒙古症」(mongolism) という言い方をしていましたが、ダウン博士生誕一〇〇年を記念して「ダウン症候群」(Down's syndrome) という名称が提唱されました。ダウン博士の一八七六年の論文では、「知的障害児を孤独な生活から救い出し、同じような子どもたちとの触れ合いを提供し、あらゆる設備が障害者にとって便利な状況と、芸術と自然の影響を享受できる環境に身をおいて、楽しい生活をおくり、観察力を刺激し、思考力を刺激し、思考力の成長を促進することを意図とすること」が記されています。

一八七六年にフレイザーとミッチェルは六二例のダウン症状群について、臨床病状、発達遅滞、生命の予後などにふれ、出産時の母親の年齢が高いことを報告しています。一八九八年、遺伝生化学の父として知られるガロッドがダウン症状群の先天性心疾患の存在に言及しています。一九三二年、眼科医であったヴァーデンブルグは蒙古症の原因について、それはヒトの染色体異常の一つの実例であるかもしれないと述べ、その検索を細胞学者に要望しています。そして染色体不分離による染色体の欠失、または重複が成因と関連している可能性を示唆しました。さらに転座による部分的欠失、あるいは部分的重複などの染色体の部分的障害による可能性をも想定しました。この想定は一九五九年にルジェンヌらにより実証され、ヒトの染色体が四六であると確定された一九五六年から三年たった一九五九年に、ダウン症状群においては、末端着糸型の小さい染色体が一つ過剰にあり、四七の異常染色体数を示すためであると結論づけました。

*ジョセフ・フッカー (1817～1911)
イギリスの植物分類学者。南極・ニュージーランドを探険し、またネパール・インドの植物調査の後、父のあ

とを継いでキュー植物園（キューガーデン）の園長に就任しました。フッカーの業績によりキュー植物園は今日では世界的な植物学の研究の中核となっています。フッカーは、ダーウィンにとりもっとも親密で信頼のできる友人であり、四十年におよぶ家族ぐるみでの親交がありました。

＊チャールズ・ライエル（1795～1875）
　イギリスの地質学者。地球上の主な変化は長い年月の間に徐々に起こった変化であることを、「斉一説」として発表しています。ダーウィンはライエルの著書『地質学原理』を携えてビーグル号に乗船し、直接的な知識を学んでいます。

⑨　全体優位性——ダーウィンの仮説の立て方から

　ダーウィンの研究は多方面にわたり、動物学にはじまり地質学、そして植物学へ興味は走ります。ダーウィンは植物を、実験のためというよりは、常に植物とともにいることの心地よさを感じていたいかのように、少年期より自分の園芸用花壇で植物を育て観察しています。『種の起源』を書き上げる前も後も、ダーウィンは植物についてさまざまな発見や予測を立てています。論文にまとめたものだけでも『ランの受粉』『花の異型』『食虫植物』『他家受粉と自家受精の効果』『攀援《はんえん》植物』『植物の運動力』などがあります。とりわけランの受粉のシステムについて、たいへんすぐれたものであることを発見しています。そのシステムとは、一種類のランには、媒介者として一種類の昆虫の存在があるというものです。蝶のように一種類の蝶がさまざまな花の媒介者になることはありません。媒介者はランの種類によりハチであったり、ガであったり、ハエであったりします。たとえば複雑な機構をもつオルキスマスクラというランの花にはマルハナバチが、リステラ・オヴァタの花には小型のハエがというように、必ずパートナーが決まっていますし、そのパートナー同士が共に進化をします（共進化）。ダーウィンがそのシステムを発見し、仮説を立てた象徴的なエピソードを紹介しましょう。

珍しいある種のランについて、ダーウィンは一つの仮説を立てています。このアングラエクム・セスクイペダレ*というランの花の特徴は、蜜腺が三〇センチメートルにおよぶものの、花蜜は、蜜腺の底から三・七センチメートルまでのところにしか溜まりません。この花を見たダーウィンは、この花が成り立つには、必ずこの蜜腺の奥深くに入れられる長い管状の吸管をもった媒介者の存在があるだろうという仮説を立てます。案の定、四十年後、蜜腺の底の蜜を吸いにきて、花粉を媒介する吸管の長いガの一種であるキサントパンスズメガが発見されることになります。キサントパンスズメガの通常の姿は、頭部前方に長いホースを環状に巻き、それを立てるような形でコンパクトに吸管を納めていますが、ひとたびアングラエクム・セスクイペダレの花の前に来るや、この長い蜜腺の中にホース状の吸管を真っ直ぐにのばし、蜜腺の底深く、蜜を吸いあげます。

＊アングラエクム・セスクイペダレ（Angraecum Sesquipedale）
　花の直径は約一五センチメートル、肉厚で、距《きょ》といわれる蜜腺の長さは三〇センチメートルを越えます。種小名のセスクイペダレはラテン語で「一フィート二分の一」の意味で、長い距を表しています。アングラエクム属は二〇〇種が、熱帯アフリカ、マダガスカル島とその近辺に分布します。葉は二列につきます。花は白色で唇弁《しんべん》は大きく凹型で、長い距をもちます。園芸では「アングレカム」とよばれています。

　ダーウィンの仮説の立て方というのは、現状を把握し、そのことが成り立つには必ず成り立つためのシステムがあると考えることです。ものごとの存在には必ず条件があります。たとえばこの地球上の動植物は、必ず光が上から射すこと、それがそのデザインの大きな要素となっている、という言い方があります。もしそのようなデザインになっていないものがあるとするならそれは何だろうか、光の当たらない環境下のものかもしれない、というような予測が立ちます。あるいはもっと簡単に、ジグソーパズルの枠があり、ほとんどがはまっている中、はまっていない一部があるとしますと、はまっていない部分の形や絵は予測できますね。このように全体の枠や条件があれば、それを頼りに推測することができます。この推測する能力の高さが、ダーウィンの仮説の立て方の特徴ではないでしょうか。つまりダーウィンの中には、常に大枠である全体のイメージがつくられ、その上で成り立っている現状を把握し、そしてそれが成り立つ条件やシステムを考えていきます。
　特にダーウィンの場合は、時間経過とともにイメージをしているようです。瞬時に全体を把握する力、これを全体優位性といいます。ディスレキシアの人はこの能力が高く、また全体の中での不整合（つじつまの合わなさ）があったときの気づきの速さも健常の人より速いことがいわれています。

これとは逆に、きわめて部分を注視してしまう場合には、局所優位性といいます。どのような見え方かというと、たとえばエッシャーや安野光雅が絵本にしているところの、立体だまし絵を想像してみてください。全体を見ていられるとき、私たちはその絵の中の、つじつまの合わなさを見つけることができます。しかしひとたびこの絵を紙で覆い、そこに部分的な小さな穴をあけ、そこからこの絵を見てみますと、その部分を細部までよく集中して見ることはできますが、全体が見えていませんから、つじつまの合わなさがあるのかどうかも、わからないのです。見えたものそのものを、疑うことなく脳に入力するしかないのです。周囲との関係性を問うことはできません。穴をいくつか増やしましても、見るときはひとつひとつ見ていきますから、時間的な経過からつながりの悪さが生じ、それを頭の中で全体としてつなげることはほとんど困難になります。これまで自閉症の人のものの見え方として「森を見ずして葉を見る」といわれるように、局所優位的な見え方だとすることが一般的でした。ところが自閉的なベースをもちながら、ディスレキシアであり、色の優位性のある場合には、思考の上ではダーウィンのような全体優位性であることが考えられます。ものごとの性質を横断的・縦断的に映像思考し、そして全体の中での個々の関係性の変化を把握する能力が、ダーウィンのさまざまな発見と推測する力となっていったのではないでしょうか。

＊ダーウィンとその家族の記録について詳細を知るにいたったのは、『自伝』の編纂にあたった三男フランシスや五男ホラスの二女のノラ・バーロウ、そして二男ジョージの長女グェン・ラヴェラ、その妹のマーガレット・ケインズの孫にあたるランドル・ケインズなどの成果となるものです。

次に、ダーウィンの資質としての特徴的な記憶、色と線、視覚優位性と聴覚優位性、全体優位性と局所優位性といったことについて、他の人たちについても考えてみましょう。

2　ルイス・キャロル

オックスフォード大学の数学の教授でもありながら『不思議の国のアリス』などの子ども向けの物語や多くのパロディを書いたルイス・キャロルのある種の表現と見え方について、お話ししましょう。

じつはこの人も前述のダーウィンと同様、イギリスのヴィクトリア朝時代の人で、ダーウィンより二一年ほど後に生まれています。ですからほぼ同時代のダーウィンの『種の起源』の社会への影響の大きさを現実に知り、そしてパロディにしているんですね。パロディという二次加工能力の才に長けている人です。ルイス・キャロルの本名はチャールズ・ラトウィッジ・ドジソンですが、この本名を使うのは数学者として、あるいはプライベートな場合に限っていたようです。一方、ルイス・キャロルという名を使うのは、少女たちの友達であり写真家として、また詩人としてのときというように、使い分けていたようです。この二面性に関して「大人の頭脳と子どもの心をもつ」といった表現をしている人もいます。

彼の両親はダーウィンと同様、いとこ同士の結婚です。日常的に規則や時間を守ることに厳しく、子どものころにした電車遊びでは、乗客役の子どもの行儀が悪いと、「地獄行き」の罰則を設けたといいます。

特異的な部分としては、本人とその姉弟たちの大部分に吃音障害があることです。少女たちの写真を撮ることは、趣味以上のものと考えていたようです。モデルになった子どもたちが成長した後、伝記作家がルイス・キャロルの吃音障害についてインタビューをした記載をみますと、彼が声を出そうとしても言葉にならずに、口だけが動いてしまう気の毒なものであったと言う子どももいれば、それほどではなかったと言う子どももいます。家族の中でも評価が一様ではないようです。若いときにロンドンで名のある言語療法士につき、トレーニングを受けてもいます。重症の吃音障害の人でも、相手に慣れてくると、その症状は軽減したかのように、それほど気にならずに話せる場合もありますから、そういったものだったことが考えられます。広汎性発達障害の一部の人に、筋肉の問題を含む吃音障害の人がいることは知られています。

そのこともあってか、彼のコミュニケーションはもっぱら手紙を書くことにあったようで、最後の三五年間に書き、そして受けた手紙は、九万八七二一通。これでおわかりのようにかなりの几帳面さをもち、記録好きな性格のようです。手紙のやりとりはルイス・キャロルにとって、聴覚優位性の人特有の言語表現の代用だったのではないかと考えられます。今日でしたら、その日会った人・読んだ本・考えたことなどを、大いにブログに書いたかもしれませんね。吃音の障害がなければ、かなりのおしゃべりだったかもしれません。

また一方で、ルイス・キャロルは芸術的なことにも心をよせ、線画（イラスト画）や人の横顔をシルエットで表現することなど、いわゆる二次元での表現を得意とするところもありました。『不思議の国のアリス』のオリジナル版の挿絵は、ルイス・キャロルの手になるものです。少しバランスを欠いてはいますが、当時の流行をとらえています。しかしながら、親交のあった、後にオックスフォード大学美術学部教授になったジョン・ラスキン*やロセッティをはじめとしたラファエル前派*といわれる人たちとの交流の中で、それ以上は絵画の世界に踏み込むことはせず、当時最先端でもあった写真撮影の技術を身につけていきます。もともと機械いじりが得意だったルイス・キャロルは、写真を撮るという行為に、いくつもの「好ましい要素」を見いだしていました。

＊ジョン・ラスキン（1819〜1900）

美術史家、哲学者、経済学者。ターナーの風景画の研究で評価を得、オックスフォード大学美術学部教授となります。ゴシックリバイバルといわれるイギリスの国会議事堂（ビッグベン）の設計者のひとりであるオーガスタ・ピュージンとともに、中世のゴシック建築の優位性を述べ、ヴィクトリア朝社会の功利主義や進歩主義的思想に対して影響力のある批判をしています。ラファエル前派といわれるロセッティらを擁護し、また、芸術と労働について、産業革命後の、技術をあまり必要としない単純な、そして過酷な労働条件下にある人々を許容する社会に対して、ゴシック建築研究を通し、中世ゴシックの建築をつくりえた職人の喜びと技術力こそが労働の本質であることを述べ、また手工芸の重要性をも訴え、ウィリアム・モリスとともにデザイン運動をおこしています。

＊ラファエル前派

ルネサンス期の「ラファエル以前」の美術に学ぶということで、ラファエル前派兄弟団（Pre-Raphaelite Brotherhood）といい、一八四八年に結成しました。中心にはウィリアム・ホルマン・ハント、ダンテ・ガブリエル・ロセッティ、ジョン・エヴァレット・ミレイなどで、当時のコレクターの趣味として、初期ルネサンスへの関心が生まれ、一五世紀のイタリアやフランドルの絵画に表現された、信仰心による細密な表現を特徴にしています。また、彼らは自然を細部まで描くべきだとするラスキンの書『近代画家論』に共感しています。描画法の特徴として、細部にこだわるあまり遠近感のない、そして硬く際立つ輪郭線、写実的に描いた卑俗性などがありますが、風景画に関しては流行の博物学などの影響もあり、植物学的・地誌学的関心から、独自の風景画の世界をつくっています。

当時の写真の位置づけは、それまでの肖像画に代わるもので、特にまだ子どもの死亡率が高く、万が一、我が子が亡くなったときには子どもの思い出となるよう、上流家庭では幼児期の肖像画を用意していました。それが徐々に絵ではなく、写真に変わっていった時代なのです。写真の技術は一八四〇年代に一般化しますが、特許などの問題があり、アマチュアカメラマンが自由に写真を撮れるようになったのは、一八五一年に行われたロンドン万国博覧会の数年後のようです。

ルイス・キャロルが写真を選んだ「好ましい要素」とは、まず、少女たちを撮ることで少女たちとのコミュニケーションができることです。自分の幼い部分そのままに、少女たちとの文通や撮影の時間は、もっともリラックスできるというのです。またそのことを通じ、上流階級の家族や著名人との交流ができるということもあったようです。ルイス・キャロルは王室関係者の写真を好んで撮ろうとかなり努力しています。努力という中には、ときには画家のロセッティの家に突然写真機材を馬車で送りつけ、数日間その屋敷をスタジオ代わりに利用するという、かなり一方的な努力も含まれます。そして絵画ではなく写真を選んだ最大の理由について、彼の中で色の問題があったことが考えられています。

当時の写真は明度の表現はあるものの、いわゆるセピアカラーというもので、撮影後に色をつけ、少しの不自然さはあるものの、見た目は今日のカラー写真のように仕上げています。もちろん、そのような不自然さをきらった写真家もおりました。ルイス・キャロルはかなり器用で何でもこなすにもかかわらず、その作業だけはすべて色つけ師に依頼をしているのです。色を扱うことは苦手だったことがうかがわれます。

では、色の何が苦手だったのでしょうか。彼はこんなことも考えています。数学の幾何のテキストに写真を使うという発想です。立体そのものより、立体を一度写真に撮り二次元にしたほうが、学生もよりわかりやすいのではないか、と考えているのです。三次元のものを二次元化したほうが理解が進むというわけです。これは人の顔を写真で二次元にしたら、その後はその人の顔がわかりやすくなったという、前述（一一六ページ）のニキ・リンコさん的見え方ですね。広汎性発達障害の一部の人で特に聴覚優位の人に多いのですが、立方体などを実際に手にとって形に触れているにもかかわらず、それを写真で撮り、二次元で見たほうがわかりやすいというのです。実物の三次元からの入力はできなくとも、絵や写真といった、二次元に映る三次元は理解できるのです。

つまり色の問題としては、明度差を拾うのが苦手なタイプであり、それがゆえに立体を立体として認識しづらかったことが考えられます。建物の平面図と立面図だけでは彼の中で統合されず、立体としてイメージのしにくさを感じ、そのために遺跡を写真で撮るという発想もしていました。そして、そのような自分の見え方は、他の学生ももちろん同様だろうと考えているわけです。ルイス・キャロルは写真を撮ることで、彼の中に周囲の二次元に映る景色や人を、あらためて奥行感のある立体として発見をしていたのではないでしょうか。そして、写真を撮ることを通じて、自分の見え方のおかしさに気がつき、その結果として生まれたのが『不思議の国のアリス』の物語だと思うのですが、そのあたりのことは、またの機会にお話をしたいと思います。

参考までに申しますと、ルイス・キャロルとは逆に、三次元が得意なディスレキシアの人は、二次元の文字などを学ぶのに困難を生じることがありますから、そのときには、はじめに文字を三次元化して、粘土や太い毛糸を厚紙に貼るなどして、立体的な表現にした後、徐々に紙の上で描き、二次元の文字に置き換えていくと理解が進みます。触覚を生かしての学びは、感覚統合を図る上でたいへん有用です。

視覚的な問題をかかえる広汎性発達障害の人は、案外多いものです。全体をつかめなくとも、細かい部分に気がつき、反対に細かい部分にとらわれるがために、大枠をとらえることができない人、次元の異なる話を一緒くたにしてしまう人、本人の中では明度がはっきりつかめないために、かえって派手な発色の強い色を好む人（本人はその色が派手だとは感じていないようです）、洋服の色の組み合わせがうまくいかない人、また色の選択に失敗しまいと、常時白と黒などの決まった色しか身につけない人など、特に視覚的な認知特性を考えることができます。ルイス・キャロルは脳の中枢では、聴覚優位性であると考えられますが、実際には右耳が聞こえないという障害もありました。

それでは、他の数学者はどうでしょうか。このあたりについて、著名な数学者である岡潔*氏は、数学者の思考のタイプとして「数学者には耳の型もあるが、八割までが目の型である。目の型なら初等幾何で教えるのが一番で、私の場合はそれが三年のときからあったわけです」[6]と記しています。視覚優位の数学者として吉田武*氏は自著の『虚数の情緒』の「後書」にきわめて明瞭に述べています。岡氏のいうところの「目の型」の典型とでもいえるでしょう。吉田氏が発達障害であったかどうかは不明ですが、視覚記憶における特異で並はずれた能力を示す人の例としてたいへん貴重な資料ですので、読んでみましょう。

「著者は幼年期の記憶を鮮明に持っている。それは、正にビデオテープに録音された物の様であり、映像は言うに及ばず音、臭いに至るまで、瞼を閉じれば正にタイムマシーンに乗ったが如く、その時代のその場へ舞い戻れる。このきわめて保存状態の良質な〝テープ〟は、二歳程度まで遡って閲覧し得るのである。もちろん、当時から意味を理解して記憶していたわけではない。意味も分からず、唯々聞いていた内容が、今になって吟味され補強されていったのであろうが、根本的なデータは、正に録画されたテープの如きものなので、価値判断はされずにその儘の状態で保存され、現在の知能で再検討し得るようになっている。おぼろげな記憶、崩れ去った破片の如き〝一場面の静止画〟もある。ただし、幼稚園から小学校に至る期間の、両親、親戚、友人、教師の言葉、態度を思い出すのに苦労はない。それは運動会がどうの、遠足がどうの、といった特別の場合に限らず、日常的なごくありふれた日々の生活にまで至っている。……そして著者のもう一つの記憶の特徴は、青年期以降所謂丸暗記に属する記憶がまったく出来なかった点である。これも恥を曝すだけなので、本来隠して置きたい事柄なのであるが、この点も学習に関する重要な問題を含んでいると思うので致し方ない。学問的な問題は言うに及ばず、日々の暮らしから単なる道順に至るまで、まず確実な暗記が出来たためしがない。即ち、幼年時代の鮮明な記憶と、成長後の低記憶容量、これが著者の記憶の特徴である。二つとも、過去から現在に至る人物、周囲に居たどの人にも、決して見つからなかった極端なものである」7)

＊岡潔（1901～1978）

数学者。大阪市に生まれ、京都帝国大学を卒業し、同大学助教授に就任後、フランス留学を経て、広島文理大学、北海道大学などで教鞭をとり、「多変数解析函数論」において大きな業績を残しています。一九六〇年、文化勲章を受賞。随筆として『春宵十話』『紫の火花』『昭和への遺言　敗るるもまたよき国へ』などがあります。

＊吉田武（1956～）

京都大学工学博士（数理工学専攻）

著書『ケプラー・天空の旋律：60小節の力学素描』（共立出版）『マクスウェル・場と粒子の舞踏：60小節の電磁気学素描』（共立出版）『あの無限、この無限、どの無限？』（日本経済新聞社）『虚数の情緒』（東海大学出版会）、その他多数

3 ウィンストン・チャーチル

「理性的な人間は、世界に自分を合わせていくが、理性を欠いた人間は、あくまでも自分に世界を合わせようとする。だからすべての進歩は、理性を欠いた人間にかかっている」と言ったのは、劇作家のバーナード・ショーです。世の中を受け入れようとする人と異なり、独創的でしかいられない人たちへのエールともとらえることができます。「理性を欠いた」とはだれをイメージしていたのでしょうか。身のまわりに少なくとも何人かはいたはずです。その中の一人と思しき彼の友人であり、ノーベル文学賞を受賞し傑出した政治家であったウィンストン・チャーチルについてお話しいたしましょう。

チャーチルが生まれたのは一八七四年です。父親のランドルフ卿は政治家であり、「驚くべき記憶力」と「うつ」のもち主、「フランス語・ドイツ語を流暢に話し、ラテン語に精通」する人だったようです。「母親は絵画、音楽、乗馬はプロ級の腕前だった」と孫のシリア・サンズは『少年チャーチルの戦い』に記しています。

チャーチルには、発達障害や学習障害などがあったようです。それにもかかわらずと言ってよいのか、だからこそと言ってよいのか、成長後の活躍との間に強いコントラストが生じています。学齢時は勉強がきらいで、家庭教師の手から逃げ隠れするのに忙しく、数学についてチャーチルの自伝では「……しかし数字はひどくもつれ合い、相互にいろんな作用をして、それを完全に正確に予測するのは極度に困難であった……以上のようなこんがらがりが、やがて私の日常生活の上に濃い暗雲を投げかけることになった」[8]とあり、どうも数学は苦手だったようです。

当時イギリスでもっとも学費の高い、そしてイートン校と同様、樺の木で鞭打つ体罰が一般化していた、私立のセントジョージ小学校での二年間、チャールズはかなり不幸な状態だったらしいのです。ラテン語もラテン語の教師も好きになれず、さらに母親あてに校長は「彼は食事のときにはかなりいやしい」と書いていますから母親の衝撃はいかばかりだったでしょう。遠方に駐在している父親に対して母親は、「残念ながら見たところ進歩は何もありません。おそらく入学して間もないからでしょう。（字は）立派に読めますが、それだけです。家に帰って最初の二日間、ひどい俗語を大声で話してました。私はまったくがっかりしています。……学校は次の学期にはもっと厳しく扱うつもりのようです。……」[8]。また、後輩の言では、チャーチルのことで恐るべき伝説が流布していたといいます。それは「彼の性悪さはまさに群を抜いたもので、学校の食器室から砂糖を盗んで鞭で叩かれたが、謝るどころかドアにかかっていた校長の神聖なワラ帽子をとり、粉々になるまで足蹴にした」[8)]というものです。そしてだらしがなく、しかも癇癪を抑えるのがたいへんだったらしいことが書かれています。先生から借りたナイフのことで、隣のこれまた激しやすい子どもから刺されたときの発端は、チャーチルがその子の耳を引っぱったことが原因だったようです。さらに一二歳ぐらいには浪費癖のために、寮から両親におねだりの手紙をよく書いています。成長とともに浪費癖も成長し、桁外れのものになっていきます。

チャーチルはこの学校時代を思い出して、「先生たちは、私がおくてで同時に早熟であると判断した。年齢以上の本を読んでいるが、クラスでは最低なのである。彼らは腹を立てた。先生たちはあらゆる強制手段を有してはいたものの、私は頑固だった。私の理性、想像力、興味を刺激しないことは、どうあっても覚えなかったし、覚えられなかった。学校生活一二年の間に私にラテン語の詩句を書かせたり、アルファベット以上のギリシャ語を覚えさせるのに成功した先生はだれ一人いなかった。両親があのように金をかけ、また教師たちがあのように力ずくで勉強させようとしたのに、みすみす教育を受ける機会を愚かにも逸したことについて、自分で弁明しようとはまったく思ってはいない。けれども古代人たちと接するのに文法やシンタックス（統辞法）によらず、歴史や風習をもってしたならば、私はもっとよい成績を収めたであろう。私は健康を害し……重い病気になったのでついに両親は私を学校から引き取った」[8)]と記しています。そしてこのときの重い病気について、「そうしなければ神経衰弱になっていただろう」とも語っています。

あるとき、チャーチルと皇太子が時を共に過ごすことがあり、そのときのことについて皇太子は、チャーチルの人間性を非常に高く評価したことをチャーチルの父親に話しています。息子が「印象的な人間、魅力的な人間」として評価されたわけです。洞察力とともに自分を強くもっている人間は、人をひきつけます。チャーチルのほんのひとかけらの真価が認められはじめたときでした。

ハロー校にやっとのことで入学するも最下級レベルのクラスで、その中の下から三番目だったのですが、あとの二人は病気などで学校を去り、実質最下位になったようです。その後はサンドハースト陸軍士官学校へ進みますが、その受験に二度失敗し、専門の塾へ通い三度目で合格しています。

健康面では、チャーチルの耳に問題があり、おそらくそのために彼の平衡感覚に問題がありそうなこと、そしてそれが発音の障害に結びついていると、耳鼻科の医師は認めています。チャーチルが二〇歳近くになり、はじめて人前で演説を行うにあたり、咽喉科専門医に、自分の発音の障害を治してくれるよう相談しています。それは〝S〟の発音の不明瞭で、医師からは練習以外に治す方法はないことをいわれています。また、平衡感覚の問題があるためか、危ないことに吸い込まれるように挑んでいってしまう性癖によるものか、それとも注意力が足りないためなのか、とにかく怪我が多かったようです。さらに、大人になるにつれ父親同様のうつもしばしばみられ、そのときの気分を自身で「黒犬」（ブラックドッグ）とよんでいます。

チャーチルの思考が、視覚優位性かつ全体優位性であると思わせるのは、一四歳のときに書いた一つの作文です。イギリス軍とロシア軍の戦闘状況について、詳しく実況中継をするように、ときには大佐役になりきり、部隊の進行状況や歩兵や騎兵の戦いぶり、兵隊の士気や熱気について実話のように、まるで軍事研究の専門家のように描いているのです。このときまで学校ではとことん不出来なチャーチルが、自分の興味にもとづき何を学んでいたのかが、はっきり理解できる作品です。好きな歴史書や軍事研究書を読み分析し、そこに登場する人々の内面、戦闘の血なまぐささと致し方のない無情さ、戦局が双方に変化していく様子を、イメージの中で創造し、それを言葉で表現することを学んでいたのです。視覚のイメージの中で主観的になり、ときには客観的にもなっています。それは年齢にふさわしくない大人っぽさというより、努力をして得られるものではない、もって生まれた豊かな発想力によるものと思えるのです。全体の中の、個々の変化と動きを、色や音、温度などの表現とともに臨場感をもって表現していたわけです。

成人した後のチャーチルについて、だれもが認める特徴的なことは、演説の独創性にあります。チャーチルの言葉についての扱いは、かなり分析的です。ときには人がその言葉に抱くイメージの裏をかくようなつかい方をします。言葉での表現のこだわりと発音の障害などから、演説の草稿作りには常に本人がかなりの時間を費やし、書いては修正を施し、声を出しての練習もしていたというのです。

チャーチルとは逆の聴覚優位性の人は、言葉をきれいに、そして流れるように、そのまま書き言葉にでもできそうに無駄なく、違和感なくつかう人が多いのですが、チャーチルのような視覚優位の人の話し方は、どうもそうはいかないようです。スマートであることよりも少しの違和感をもって、人の心に留まることを選ぶようです。

言葉において分析的だというのと同様、全体の事象をとらえて分析をすることの速さには、いかにもディスレキシアの人らしい特徴がみられます。たとえば第二次世界大戦前、イギリス政府とフランス政府はナチスのヒトラーに対して宥和政策を継続しようとしていた中、チャーチルだけは、早くから危機感をもち反対をしていました。先述したダーウィンの父親のように、相手が信頼に足る相手か否かを見分けていますね。そのときにチャーチルは、「宥和政策を支持する人間は、自分を食べるのは最後にしてくれるものと期待しつつ、ワニに餌をやる人間である」と述べています。

4 視覚優位性で全体優位性をもつ著名人

チャーチルのように人前で話すことが好きな人の思考が、じつは視覚優位性であることは理解しづらいかもしれません。盲聾唖の障害をもったヘレンケラーは、目も見えず耳も聞こえませんから、指文字や触覚を目の代わりとし、頭の中でイメージをつくることをしていたと考えられます。触ることができれば、物の奥行感は理解できます。彼女は複雑な積み木を組み立ててもいますから、三次元での理解はできています。実際には見えていないにもかかわらず、脳の中枢ではイメージが描かれているのですから、視覚の優位性ということが考えられます。ちなみにヘレン・ケラーが話せるようになったのは、片方の手をサリバン先生の喉に当て、もう一方の手でサリバン先生の口の中をまさぐり、音の振動と口内の形状についての二つの感覚を統合させてのことです（感覚統合）。

またベートーヴェンは、強度の難聴でした。実際には音があまり入ってはきていないのですが、頭の中では音をイメージすることができていた人だと思います。ヘレン・ケラーに近いですね。

オーケストラでの曲の流れを全体としますと、その中の個々の音を変化させながら、関係性のうちに調和をさせていくわけです。曲の流れには時間もあります。全体優位性の考え方というのは、個々の関係性を全体の中で時間の経過とともに認識できるというものです。これはダーウィンも同じです。彼の場合は地球の誕生からの四六億年というとてつもなく長い時間の流れで考えています。モーツァルトなどは、頭の中に曲ができあがっていて、それを書き起こしているだけという表現をしていますね。「創ろうと思うとき」ではなく頭の中に既にできあがった確かなイメージがあるので、その表現として曲を書くのです。手というプリンターを使って、頭の中にあるイメージをプリントアウトしているようなものです。

建築家のアントニオ・ガウディ*やフランク・ロイド・ライト*、そして自らディスレキシアであることを語っているフランスのポンピドー文化センターを設計したリチャード・ロジャースなどに代表される、多くの視覚優位の建築家や彫刻家、画家などがいます。

色にもこだわりをもつガウディは、言語表現のきわめて少ない人です。自ら「人は二つに分かれるのではないだろうか。言葉の人と行動の人だ。前者は語り、後者は行動する。私は後者に属する。自分自身を上手く表現する手段を持たないのだ。自分の芸術観を他人に説明することができない。自分の中でもまだ明確になっていないのだからしかたがない。そもそもそんなことをじっくり考えるひまなどなかった。時間はすべて仕事に費やしてきたのだから」と述べています。

バルセロナのサグラダ・ファミリア教会や集合住宅のカサミラなど、だれも説明のできない独創性が際立つ空間、でもガウディにとったら心地よい空間、何が何でもそのように造らざるを得ない空間、本能が納得する空間、様式美が関与する隙間もないくらいに、それにこだわるのです。また多くの建築家が自邸を含む空間を設計していますが、そこからは彼らが何を心地よいとするのか、何にこだわるのかということを、読みとることができます。音楽なども含め、ものや空間を創りだすというのは、こだわりがあったればこそなしうる仕事だといえるのではないでしょうか。

＊アントニオ・ガウディ（1852～1926）
　スペインの建築家。彼は人生の半ば過ぎ、他の仕事をなげうちサグラダ・ファミリア教会の現場に住み込み、建設に残りの生涯をかけました（一八八二年から建築を開始し、いまだ建築途中）。パトロンの邸宅グエル邸やタイルに包まれた空中歩道のグエル公園、集合住宅では骨のイメージに見えるカサバトリョや、外観がゾウの肌のようなイメージのカサミラなどを設計しています。「直線は人類のものであり、曲線は神のものである」と述べています。
＊フランク・ロイド・ライト（1867～1959）
　個性的・印象的な建築を手がけています。自然との調和を生かした独創的な落水荘、ニューヨークのグッゲンハイム美術館、多くの質の高い住宅、内部は当時最新の暖房・照明・家具などもデザインしています。オープンなオフィスとしてジョンソンワックス本社ビルや日本では内部・外部とも大谷石を使用した旧帝国ホテル（現在は明治村に移築）などがあります。

ガウディの自閉的なところと独創性、内側と外側を両方から同時にイメージできる視覚優位性と全体優位性、そして設計した部屋のひとつひとつ、階段の、ドアの、家具の、照明の、煙突のひとつひとつすべてにおいて、どうあっても同じものをつくれないのです。それでいて全体の調和の中にあるのです。これは全体優位性の人の特徴かもしれません。まさにオリジナルでしかいられないのです。

ガウディの幼少時は、慢性リウマチをわずらい虚弱体質だったようです。学業成績は、中学二年生まで数学と地理は落第点でしたが、中学三年時にはいきなり数学が「優」になったようです。視覚優位の三次元が得意な子どもの場合、代数は苦手でありながら幾何の難しい問題はいとも簡単にやってのけることがあります。ガウディもこのように幾何がたいへん得意だったことがいわれています。

学校では、同じことをやらせようとすると、やる気がうせる子どもたちがいます。イメージは常に違う形、違う色、違う方法、彼らは変化を求めるでしょう。そのような三次元が大好きなディスレキシアやＡＤＨＤの子どもたちには、ガウディの建物の外壁を覆うカラフルなタイルのように、自由にさまざまな色で、さまざまな大きさの変化のある文字を楽しんでもらうとよいでしょう。「絶対に同じであってはならない」と条件をつけますと、考えることを彼らは楽しめるのです。

時代をさかのぼれば、フィレンツェのルネサンスで活躍した芸術家たち、ミケランジェロ、ボッティチェリなどは、視覚優位の全体優位性をもつ人たちです。ミケランジェロは色の優位性を、ボッティチェリは線の優位性をもっています。特に、今でいうところの注意欠陥多動性を当時も示していたボッティチェリについて、一五五〇年に出版されたジョルジョ・ヴァザーリの『ルネサンス画人伝』によると、「父親は子どもの面倒見の大変よい、教育熱心な人で、丁稚奉公に出る前に子どもたちが習うべき事柄については、みなよく教え込んでいた。彼（ボッティチェリ）は自分の好きな事柄は何でもすばやく習ったが、いつも落ち着きがなく、読み書き算盤などには一向に打ち込む事ができなかった。この異常な頭脳の息子の振る舞いに愛想をつかした父親は、絶望のあまり息子をボッティチェルロと呼ばれた自分の仲間でその方面では非常に有能な金工師のところへ奉公にだした。……」（平川祐弘他訳）。その後好きな絵画を習うようになり、そのうちだれも予測できないほどの水準にまで達したことが記されています。成長後は絵画だけを描き、ルネサンス絵画の代表作である『春』や『ヴィーナスの誕生』など多くの名画を描いています。

〈引用文献〉

1）ランドル・ケインズ／渡辺政隆・松下展子訳『ダーウィンと家族の絆』（白日社）
2）チャールズ・ダーウィン／島地威雄訳『ビーグル号航海記・上』（岩波書店）
3）ノラ・バーロウ編／八杉龍一・江上生子訳『ダーウィン自伝』（筑摩叢書）
4）ニキ・リンコ『自閉っ子、こういう風にできてます！』（花風社）
5）グェン・ラヴェラ／山内玲子訳『思い出のケンブリッジ』（秀文インターナショナル）
6）岡潔『岡潔集第一巻』（学習研究社）
7）吉田武『虚数の情緒』（東海大学出版会）
8）シリア・サンズ／河合秀和訳『少年チャーチルの戦い』（集英社）

〈主な参考文献〉

ランドル・ケインズ／渡辺政隆・松下展子訳『ダーウィンと家族の絆』（白日社）
チャールズ・ダーウィン／島地威雄訳『ビーグル号航海記上・中・下』（岩波書店）
チャールズ・ダーウィン／浜中浜太郎訳『人および動物の表情について』（岩波書店）
ノラ・バーロウ編／八杉龍一・江上生子訳『ダーウィン自伝』（筑摩叢書）
グェン・ラヴェラ／山内玲子訳『思い出のケンブリッジ』（秀文インターナショナル）
ミア・アレン／羽田節子・鵜浦裕訳『ダーウィンの花園』（工作舎）
デズモンド・キング‐ヘレ／和田芳久訳『エラズマス・ダーウィン』（工作舎）
オコナー・ワード／安藤忠監訳『ダウン症教育のパイオニア、ジョン・ラングドン・ダウンの生涯』（松籟社）
岡本春一『フランシス・ゴールトンの研究』（ナカニシヤ出版）
山田眞實『デザインの国イギリス』（創元社）
相原恭子『ウェッジウッド物語』（日経BP社）
モートン・N・コーエン／高橋康也監訳『ルイス・キャロル伝上・下』（河出書房新社）
ヘルムット・ガーンズハイム／人見憲次・金澤淳子訳『写真家ルイス・キャロル』（青弓社）
シリア・サンズ／河合秀和訳『少年チャーチルの戦い』（集英社）

セミール・ゼキ／河内十郎監訳『脳は美をいかに感じるか』（日本経済新聞社）
ファン・カルロス・ゴメス／長谷川眞理子訳『霊長類のこころ』（新曜社）
千々岩英彰『色彩学概説』（東京大学出版会）
大山正『色彩心理学入門』（中公新書）
松下由里『ロセッティとラファエル前派』（六耀社）
吉田武『虚数の情緒』（東海大学出版会）
上野益三『博物学者列伝』（八坂書房）
『現代精神医学体系』（中山書店）
ファン・バセゴダ・ノネル／岡村多佳夫訳『ガウディ』（美術公論社）
『都市と建築』No.86「特集　アントニオ・ガウディ」（エー・アンド・ユー）
ジョナサン・グランシー／三宅理一監修『建築の歴史』（ＢＬ出版）
ジョルジョ・ヴァザーリ／平川祐弘、小谷年司、田中英道訳『ルネサンス画人伝』（白水社）
ロナルド・ライトボーン／森田義之・小林もり子訳『ボッティチェリ』（西村書店）
ドナ・ウィリアムズ／河野万里子訳『ドナの結婚』『自閉症だったわたしへ』（新潮社）
ニキ・リンコ『自閉っ子、こういう風にできてます！』（花風社）
クリストファー・ギルバーグ／田中康雄監修『アスペルガー症候群が分かる本』（明石書店）
ローナ・ウィング／久保紘章・佐々木正美・清水康夫監訳『自閉症スペクトル』（東京書籍）
Catoya von Karolyi, Ellen Winner, Wendy Gray, and Gordon F.Sherman "Dyslexia linked to talent : Global visual-spatial ability" Brain and Language 85（2003）427-431

おしまいに

発達障害についての診療を通してのノウハウを述べてきました。まだまだ、整理しきれていないところがたくさんあります。各疾患で重なる部分、重ならない部分があるため書きにくく、わかりにくい部分にもなっています。

人は生まれ、家庭の中で育ち、学校や社会の中で生きていきます。その後、大人になり新しい出会いが生まれ、次の世代に受け継がれていきます。その後、死ぬまでの間どのように生き、どのようなライフスタイルをつくり上げていくのか。永遠のテーマかもしれません。

この本では、芸術家を中心に、発達障害といわれている人の認知の特徴についても少しふれてみました。発達障害は、認知の偏りと考えることができます。社会生活を行うための重要な部分が未成熟であるために、生きていくことに難しさをもつ発達障害のある人々のために、何らかのお役に立てる医療が構築できるようにと願ってこの本を書きました。少しでも理解を深めていただければ幸いです。

宮尾益知

宮尾益知（みやお ますとも）
どんぐり発達クリニック院長　医学博士

徳島大学医学部卒業後，東京大学小児科，東京女子医大小児科などを経て，自治医科大学小児科学教室講師，助教授。在任中，ハーヴァード大学神経科・ボストン小児病院神経科研究員。2001年，国立小児病院神経科。2002年より国立成育医療センターこころの診療部発達心理科医長。2014年より現職。早稲田大学客員研究員，白百合女子大学顧問なども兼務。

専門は発達行動小児科学，小児精神・神経学，神経生理学，高次脳機能障害学などで，生涯テーマは「ライフサイクルからみた発達障害の病態と対応」。発達障害のための理想的なネットワーク作りのため，医療以外の多方面との研究，支援の取り組みを行っている。

著書として，『自分をコントロールできないこどもたち』（講談社，2000年），『ベッドサイドの小児神経の診かた』（共編，南山堂，2003年），『言語聴覚士のための基礎知識　小児科学・発達障害学』（共編，医学書院，2004年）など多数。

発達障害をもっと知る本
――「生きにくさ」から「その人らしさ」に――

2007年 9 月26日　第 1 刷発行
2018年10月29日　第 6 刷発行

著　者　宮尾益知
発行者　伊東千尋
発行所　教育出版株式会社

〒101-0051　東京都千代田区神田神保町2-10
電話　03-3238-6965　振替　00190-1-107340

印刷　モリモト印刷
製本　上島製本

ISBN 978-4-316-80221-3　C3037